Carl-Auer

Stimmen zum Buch und zum Programm

»In unseren Kursen haben wir immer wieder Eltern, die sich Materialien zum Lesen und zum Üben wünschen. Endlich liegt nun dieses Arbeitsbuch vor! Es enthält sehr vielseitige und vertiefende Aufgaben, gut aufgeteilt auf acht Sitzungen. Die Texte dienen zur Reflexion der Gruppensitzungen und bringen die zentralen Themen des Programms auf den Punkt. Sie eignen sich auch wunderbar für den Austausch mit dem Netzwerk. Die neue Partnerin eines Elternteils bedankte sich bei uns mit den Worten: ›Durch das Arbeitsbuch habe ich auch selber vieles besser verstanden!‹«

Christoph Klein, Familientherapeut und Systemischer Kinder- und Jugendlichenpsychotherapeut, Pfefferwerk Stadtkultur gGmbH, Berlin

»Die Zukunft der Psychotherapie liegt in der Entwicklung von respektvollen und gemeinschaftsorientierten Ansätzen, die Menschen helfen, Probleme zu überwinden und Konflikte zu lösen. Das Interventions-Programm ›Kinder aus der Klemme‹ ist ein Paradebeispiel für diesen neuen Trend in unserer Branche. Dieses Buch sollte ein Muss für jeden sein, der verstehen möchte, wie man auf diese völlig neue Weise mit Menschen umgeht und arbeitet.«

Ben Furman, Psychiater und Psychotherapeut, Helsinki Brief Therapy Institute

»Ein wunderbares, sehr empfehlenswertes Buch! Informativ und klar ermutigt es betroffene Familien, Veränderungen gemeinsam anzugehen. Mit grundsätzlichem Wissen über verschiedene Formen von Ängsten und Rückzug, eingebettet in wissenschaftliche Befunde, zeigt es Vorgehensweisen und Haltungen auf, die Eltern und Kindern bei der Lösung ihrer Probleme helfen. Ich wünschte, alle betroffenen Eltern hätten dieses Buch zur Hand! Und last not least kann die Lektüre auch Fachleute inspirieren, wie sie betroffenen Familien genau diese Hoffnung und Zuversicht vermitteln können.«

Prof. Dr. Elisabeth Nicolai, Psychotherapeutin, Professorin für Systemische Familienberatung an der Evangelischen Hochschule Ludwigsburg

»Es geht um unsere Kinder – wir müssen auf sie achten! Ich habe gelernt, wie wichtig es ist, friedvoller miteinander umzugehen, es nicht eskalieren zu lassen, wie wichtig Frieden und Stabilität ist und dass das Kind nicht das Gefühl hat, zwischen uns zerrieben zu werden.«

»Ich nehme Akzeptanz mit. Die Situation ist wie sie ist und ich kann damit umgehen. Es ist ein steiniger Weg, aber der einzige Weg. Ich habe Möglichkeiten gespürt, wie wir das gut hinkriegen können. Es geht weniger darum, Altes miteinander aufzulösen, sondern darum, nach vorne zu schauen.«

Erik van der Elst
Jeroen Wierstra
Justine van Lawick
Margreet Visser

Kinder aus der Klemme – Arbeitsbuch für Eltern

Aus dem Niederländischen
von Lotte Hammond

Mit freundlicher Unterstützung vom
Berliner Zentrum für Präsenz und Kompetenz
in Beziehungen (PUK)
der Pfefferwerk Stadtkultur gGmbH

Zweite Auflage, 2025

Themenreihe: »Systemische Therapie und Beratung«
hrsg. von Tom Levold
Reihengestaltung: Uwe Göbel
Redaktion: Nicola Offermanns
Satz: Drißner-Design u. DTP, Meßstetten
Printed in Germany
Druck und Bindung: CPI books GmbH, Leck

MIX Papier | Fördert gute Waldnutzung FSC® C083411
CPI klimaneutral Mehr Bäume. Weniger CO_2

Zweite Auflage, 2025
ISBN 978-3-8497-0335-6

Das Original erschien mit dem Titel
»Werkboek Kinderen uit de Knel voor Ouders«
im Verlag B. V. Uitgeverij SWP Amsterdam

Aus dem Niederländischen übersetzt von Lotte Hammond

Bibliografische Information der Deutschen Nationalbibliothek:
Die Deutsche Nationalbibliothek verzeichnet diese Publikation
in der Deutschen Nationalbibliografie; detaillierte bibliografische
Daten sind im Internet über http://dnb.d-nb.de abrufbar.

Informationen zu unserem gesamten Programm, unseren Autoren
und zum Verlag finden Sie unter: **https://www.carl-auer.de/**
Dort können Sie auch unseren Newsletter abonnieren.

Carl-Auer Verlag GmbH
Vangerowstraße 14 • 69115 Heidelberg
Tel. +49 6221 6438-0 • Fax +49 6221 6438-22
info@carl-auer.de

Inhalt

Ein Wort vorweg

Kinder aus der Klemme

Warum sollte ich dieses Programm durchlaufen?
Um meine Kinder, mich selbst und mein Umfeld
aus einem Streit zu befreien,
der uns alle Energie raubt.
Um endlich zur Ruhe zu kommen.

Wie kann ich das erreichen?
Indem ich unsere Konfliktmuster wahrnehme,
erkenne, wie ich selbst darin gefangen bin
und was ich selbst tun kann,
um da herauszufinden,
mit Hilfe von Personen, die mir nahestehen.

Tipp: Seien Sie zuversichtlich, dass es gelingen kann!

Vorwort

Liebe Eltern,

Ich muss zugeben, dass es mir schwerfällt, bei dieser Begrüßung den richtigen Ton zu finden. Zu schreiben, ich sei froh darüber, dass Sie dieses Vorwort lesen, fühlt sich seltsam an, denn ich weiß, dass es keine »frohe« oder »glückliche« Situation ist, die Sie zum Lesen dieses Vorworts veranlasst hat. Ich selbst war neun, als meine Eltern begannen, sich zu trennen, und mit einem lachenden und einem weinenden Auge erzähle ich immer, dass sie damit fertig waren, als ich zwölf war. Trotzdem habe ich ein gutes Gefühl dabei, dass Sie dieses Buch lesen: Es bietet eine Chance zur Veränderung. Das stimmt mich optimistisch. Ich bin optimistisch, weil Sie diese Worte lesen und weil Sie zu *Kinder aus der Klemme* gekommen sind.

Immer wieder erzähle ich Elterngruppen, die gemeinsam mit ihrem Netzwerk am Anfang dieses Programms stehen, meine Geschichte. Ich erzähle ihnen, wie ich die Trennung meiner Eltern erlebt habe: vom Trennungsprozess, der bei meinen Eltern drei Jahre lang gedauert hat; von den neuen Freundinnen meines Vaters; von meiner heutigen Beziehung zu meinen Eltern. Jedes Mal, wenn ich davon erzähle, ertappe ich mich dabei, mir zu wünschen, meine Eltern hätten auch in diesem Raum gesessen. Dann hätte ich ihnen zeigen können, dass das Kind, das sich mittendrin in ihrem Konflikt befand, eigentlich sehr verletzlich war und viel mehr von ihrem Streit mitbekommen hatte, als sie selber glaubten.

Als Kind wollte ich mir nämlich nichts anmerken lassen. Ich liebe meine Eltern aus tiefstem Herzen, und deshalb wollte ich für sie stark sein. Darum habe ich immer so getan, als wäre ich reifer, als ich eigentlich war. Ich wollte ihnen nie zur Last fallen, weil ich sehen konnte, wie schwer sie es hatten. Ich wollte ihnen helfen und wenigstens einen kleinen Teil ihres Konflikts für sie lösen. Doch dadurch begab ich mich nur noch mehr zwischen die Fronten und hatte das Gefühl, zum Nachrichtenüberbringer zu werden. Für mich wäre es so wichtig gewesen, dass meine Eltern dieses Muster für mich durchbrechen; dass sie mir erlaubt hätten, verletzlich zu sein und Trost zu brauchen.

Heute erkennen meine Eltern dieses Muster besser, und ich merke, wie sie sich darum bemühen, es mir leichter zu machen. Auch wenn die Trennung schon viele Jahre zurückliegt, bin ich ihnen dafür unglaublich dankbar. Es erfüllt mich mit Optimismus, dass Sie mit diesem Arbeitsbuch und mit dem Programm *Kinder aus der Klemme* ein Werkzeug in die Hand bekommen, mit dem Sie die Muster in Ihrer Situation durchbrechen können. Ich bin mir sicher, dass Sie es Ihren Kindern damit leichter machen können und dass auch Ihre Kinder Ihnen dafür dankbar sein werden.

Alles Liebe,

Arne (25)
Erfahrungsexperte, Villa Pinedo

Einleitung

Dieses Arbeitsbuch für Eltern ist Teil des Programms *Kinder aus der Klemme*. Das Programm ist im niederländischen Haarlem aus der Zusammenarbeit zwischen dem *KJTC* (Traumazentrum für Kinder und Jugendliche) und dem *Lorentzhuis* (Zentrum für Systemische Therapie, Ausbildung und Beratung) entstanden und wird bereits seit vielen Jahren auch in Deutschland und anderen europäischen Ländern umgesetzt. Entwickelt wurde es für getrennte Eltern, die nicht aufhören können zu streiten, und für deren darunter leidende Kinder.

Wir sprechen von getrennten Eltern, wenn diese nicht mehr unter einem Dach wohnen. Sie können verheiratet gewesen sein oder unverheiratet zusammengewohnt haben. Es kann aber auch sein, dass sie nie einen gemeinsamen Haushalt geführt haben.

Die Konflikte der getrennten Eltern können sich um die Kinder und ihre Versorgung, aber auch um Geld, Feiertage, Familienangelegenheiten oder andere Dinge drehen. Manchmal wird der Streit offen ausgetragen und ist für alle sichtbar; manchmal findet er mehr im Verborgenen statt, und man kommuniziert wenig oder gar nicht miteinander.

Manchmal geben ein oder beide Elternteile an, sich ernsthafte Sorgen über die Situation beim anderen Elternteil zu machen. Wenn dies mit Gewalt, Missbrauch und/oder Sucht zu tun hat, fragen wir bei vorherigen Beratungsstellen und Vermittlern nach, ob dies schon ausreichend untersucht wurde. Wir wollen die ganze Wahrheit hören und beginnen mit dem Programm *Kinder aus der Klemme* nur dann, wenn beide Expartner jeweils als Elternteil gut agieren, einander aber in verschiedenerlei Hinsicht misstrauen. Aufgrund dieses Misstrauens wollen sie die andere Person, oder deren Situation, verändern. Sie versuchen, eine Veränderung herbeizuführen.

Tun sie dies jedoch immer wieder auf die gleiche Art und Weise, verfangen sich die Eltern in einem fixen Muster, einem Teufelskreis ohne Ausweg.

Die Kinder wachsen in einer unruhigen Umgebung voller Konflikte auf. Die Eltern wissen meistens, dass sie die Kinder nicht mit ihren Problemen belasten sollen. Doch auch wenn die Kinder so gut wie möglich aus dem Konflikt herausgehalten werden, ist die Spannung für sie spürbar und belastend. Nicht selten treten Stress-Symptome auf. Oft handelt es sich dabei um innere Zustände wie Ängste, schlechten Schlaf, Schweigsamkeit; manchmal kehren sich die Symptome aber auch nach außen, zum Beispiel in Form von rebellischem Verhalten und Aggressivität. Anderen Kindern wiederum scheint das alles nichts auszumachen. Das sind dann entweder Kinder, die versuchen, alles gut zu machen, damit sie nicht noch mehr Schwierigkeiten verursachen, oder es sind Kinder, denen es gelingt, ihren eigenen Weg zu gehen und sich vom Streit ihrer Eltern zu lösen.

Manche Kinder stellen sich im Konflikt der Eltern auf eine Seite und meiden den Kontakt zum anderen Elternteil. Es gelingt ihnen nicht, die beiden – oft widersprüchlichen – Wahrheiten der Eltern miteinander zu vereinbaren.

Eltern wollen gut für ihre Kinder sorgen. Wenn sie sich über einen längeren Zeitraum hinweg Sorgen um die Erziehung und Entwicklung ihrer Kinder machen, melden sie die Kinder oft bei einem Kindertherapeuten oder beim Jugendamt an. Häufig wird diese Hilfe von außen jedoch wiederum zu einem Teil der Auseinandersetzung zwischen den Eltern. Die Behandlung des Kindes führt dann nicht zum gewünschten Ergebnis, sondern rückt dieses in noch weitere Ferne.

Das Programm

Bei *Kinder aus der Klemme* versuchen wir, gemeinsam mit Eltern und Kindern einen Weg zu finden, der aus dem immer wiederkehrenden Streit herausführt. Da der Konflikt in vielen Fällen schon seit Jahren besteht und oft schon vor der Trennung begonnen hat, ist das in der Regel harte Arbeit. Der Schwerpunkt dieses Programms liegt bei den Eltern. Sie sind es, die etwas verändern müssen, damit sich die Situation, in der ihre Kinder aufwachsen, verbessert.

Das Programm besteht aus vier Phasen:

- der Aufnahmephase mit zwei Vorgesprächen,
- einem Netzwerk-Treffen,
- acht Gruppensitzungen (Dauer je zwei Stunden),
- einer Evaluierung und eventuell einer Nachsorgephase.

Wir verlangen den Eltern ab, dass sie sich voll und ganz dafür einsetzen, aus dem Teufelskreis ihrer Konfliktmuster herauszukommen. Das funktioniert, indem die Eltern die Aufmerksamkeit auf ihr eigenes Verhalten lenken und damit aufhören, auf den anderen Elternteil zu zeigen. Wenn die Eltern herausfinden, wie und wo sie *selbst* den Teufelskreis durchbrechen können, kann es ihnen gelingen, die andere Person loszulassen. Das ist eine enorme Herausforderung!

Wir arbeiten mit sechs Familien gleichzeitig: die sechs Elternpaare, also zwölf Eltern, bilden die eine Gruppe; die andere Gruppe besteht aus deren Kindern (ab einem Alter von vier Jahren).

Für die Kinder ist der Kontakt mit Schicksalsgefährten sehr hilfreich. Sie alle haben Eltern, die nicht mehr zusammenwohnen und bei denen viel Uneinigkeit und Spannung herrscht. Die Kinder erkennen sich in den anderen wieder, sie verstehen einander und können sich in diesem Punkt gegenseitig helfen. Miteinander können sie ihre psychische Robustheit verstärken und nach Möglichkeiten suchen, wie sie sich besser gegen die Streitigkeiten ihrer Eltern wappnen können.

In der Kindergruppe sorgen zwei Kindertherapeuten für eine sichere Atmosphäre, in der die Kinder ihre Geschichte erzählen können und gestärkt und ermutigt werden.

Die Kinder arbeiten während des Programms – einzeln oder in kleinen Gruppen – an einer Präsentation für ihre Eltern. Mit dieser Präsentation stellen sie dar, wie sie ihre derzeitige Situation erleben. In der 6. Sitzung werden die Kinder den Eltern präsentieren, was sie vorbereitet haben. Alle Therapeuten werden dabei anwesend sein. Die Kinder zeigen nur das, was sie zeigen wollen. Das ist auf jede Art und Weise möglich: zum Beispiel mithilfe von Zeichnungen, Fotos, Filmen, Computeranimationen, Musik, Theater, Tanz ...

Während die Kinder in ihrer Gruppe miteinander arbeiten, findet in der Erwachsenengruppe die Therapie für die Eltern statt. Bei dieser Therapie geht es um Themen, die für hochkonflikthafte Trennungen relevant sind. Die Eltern helfen einander dabei, neue Wege zu finden.

Jede Sitzung beginnt mit einer »Aufwärmphase«, an der alle Eltern, Kinder und Therapeuten gemeinsam teilnehmen. Etwa in der Mitte jeder Sitzung gibt es eine Pause von einer Viertelstunde, in der Eltern und Kinder im Familienzimmer gemeinsam etwas trinken können. Die zwölf Eltern sorgen gemeinschaftlich dafür, dass diese 15 Minuten gut und sicher verlaufen.

Nach den acht Sitzungen wird die Therapie gemeinsam mit den Eltern und den nahestehenden Personen evaluiert. Es wird auch besprochen, ob eine Nachsorgephase erforderlich bzw. erwünscht ist.

Die Wirksamkeit von *Kinder aus der Klemme*

In vielen Familien kommt es zu Veränderungen. Eine Studie, die wir gemeinsam mit der Freien Universität Amsterdam (*Vrije Universiteit*) durchgeführt haben, zeigt, dass es bei den Eltern durch *Kinder aus der Klemme* weniger – vor allem weniger destruktive – Konflikte gibt. Die Eltern können die Trennung besser akzeptieren, werden dem anderen Elternteil gegenüber versöhnlicher und können einander *wirklich* loslassen – erst dann haben sie sich wirklich getrennt!

Ergebnisse einer Begleitstudie der Medical School in Berlin zum Programm zeigen, dass bessere Absprachen der Eltern untereinander einhergehen mit einem besseren Gefühl der Eltern für sich selbst und im Umgang mit ihren Kindern.

Vielen Eltern gelingt es, die Konflikte zu reduzieren. Doch das gilt nicht für alle. Für einige Eltern gibt es daher auch eine Nachsorgephase, bei der sie ermutigt oder dabei unterstützt werden, ihre Konflikte weiter abzubauen.

Aufnahmephase

Es gibt zwei Vorgespräche. Das erste Gespräch findet nur mit den Eltern statt und ist unverbindlich. Die Therapeuten der Elterngruppe geben den Eltern dabei alle wichtigen Informationen und beantworten ihre Fragen. Sie gehen aber bei diesem Gespräch noch nicht näher auf die genauen Probleme der Eltern ein. Es ist auch nicht beabsichtigt, dass die Eltern während dieses ersten Treffens ein Gespräch miteinander führen.

Die Therapeuten erklären, dass die Eltern nur dann mit dem Programm starten können, wenn diese dazu bereit sind, alle Gerichtsverfahren zu beenden oder vorübergehend »ruhen zu lassen«. Anwälte sollen während *Kinder aus der Klemme* im Hintergrund bleiben. Ein Gerichtsverfahren ist schließlich gleichbedeutend mit einem Streit, den man gewinnt oder verliert, und dies erzeugt wiederum viel Anspannung und Misstrauen. In der Gruppe arbeiten die Eltern aber gerade daran, diese Angespanntheit abzubauen und das Vertrauen vorsichtig wieder aufzubauen. Ein Gerichtsverfahren würde diese Entwicklung gleich wieder zunichtemachen.

Wenn Eltern an dem Programm teilnehmen wollen und ihre möglicherweise laufenden Verfahren beendet oder (vorübergehend) ausgesetzt haben, gibt es ein zweites Vorgespräch, an dem nun auch die Kinder beteiligt sind. Dabei ist auch ein Kindertherapeut anwesend, manchmal sind es auch zwei. Bei diesem Gespräch merken die Kinder, dass sich ihre Eltern gemeinsam darum bemühen werden, den Stress in ihrer Umgebung abzubauen. Das gibt den Kindern Hoffnung. Die Elterntherapeuten sprechen bei dieser Sitzung auch mit jedem

Elternteil getrennt. Die Kindertherapeuten sprechen mit den Kindern über ihre Situation und darüber, was sie in der Kindergruppe erwarten wird.

Bei diesem Programm wird immer besonders darauf geachtet, dass Kinder und Eltern sich dabei sicher fühlen. Oft machen sie sich diesbezüglich Sorgen, und diese Sorgen nehmen wir natürlich sehr ernst. Was das betrifft, wollen wir nicht nur eine, sondern alle Stimmen und alle »Wahrheiten« hören. Je nachdem, was wir von den Eltern, Kindern und (wenn die Eltern dem zustimmen) vorher aufgesuchten Beratungsstellen hören, schätzen wir ein, ob *Kinder aus der Klemme* sich positiv auswirken kann.

Am Ende des zweiten Vorgesprächs kommen alle Therapeuten noch einmal mit den Eltern und Kindern zusammen und erläutern ihnen den Ablauf des Informationsabends für das Netzwerk.

Das Netzwerk

Aus Erfahrung wissen wir, dass es im Umfeld der Eltern viele Personen gibt, die mit den Kindern Kontakt haben und vom Streit der Eltern viel mitbekommen. Darum beziehen wir auch diese Personen in die Therapie mit ein. Während des Informationsabends für das Netzwerk erklären wir ihnen, was wir tun, und sie können uns Fragen stellen. Während des ganzen Programms bekommen die Eltern Hausaufgaben, die sie mit den Personen aus ihrem Netzwerk gemeinsam erledigen können. Die Eltern können jede Hilfe gebrauchen.

Diese Personen können die neuen Partner, die Großeltern oder andere Familienmitglieder, aber auch Freunde, Nachbarn, Therapeuten und Vormünder sein. Auch Leute aus dem Sportverein sind willkommen! Der Sinn der Sache ist, dass nicht nur die Eltern selbst, sondern auch die Menschen aus ihrem Netzwerk in Bewegung kommen, um den Kindern aus der Klemme zu helfen.

All diese Menschen bitten wir um Mithilfe. Das können sie tun, indem sie aufhören, einem der beiden Elternteile die Schuld zu geben. Zu den Kindern gehören beide Eltern: Deshalb ist es zur Unterstützung der Kinder wichtig, keinen der beiden Elternteile zu dämonisieren (also dem Elternteil die Schuld an allem zu geben).

Oft äußern Eltern und Personen aus ihrem Netzwerk die Sorge, dass einer der Elternteile psychisch krank sein könnte. Sie fragen sich, ob dies möglicherweise die Ursache für alle Probleme sei. Viele Forschungsergebnisse haben jedoch gezeigt, dass auch Eltern mit einer psychischen Anfälligkeit gute Eltern sein können. Wenn die Konfliktmuster durchbrochen werden, lässt die Anspannung nach. Und wenn das gelingt, sind die betroffenen Personen weniger labil und ihre Symptome werden schwächer. Das gilt sowohl für die Erwachsenen als auch für die Kinder.

Der Aufbau des Programms

Sie als Eltern können sich auf knochenharte Arbeit einstellen – daher auch dieses Arbeitsbuch mit Hausaufgaben. Es ist schwer, tief verankerte Konfliktmuster in nur acht Sitzungen zu verändern. Doch wenn Sie an allen Treffen aktiv teilnehmen *und* sich auch zu Hause – gemeinsam mit den Personen aus Ihrem Netzwerk – mit dem Programm und den Hausaufgaben beschäftigen, ist die Chance auf eine positive Veränderung sehr groß.

Es gibt acht Gruppensitzungen. Am Ende jeder Sitzung erklären wir die Hausaufgaben für die nächste Sitzung. Die Personen aus Ihrem Netzwerk sollten beim Erledigen der Hausaufgaben immer mit einbezogen werden.

Bei vielen Eltern führt der Umstand, dass sie mit dem Expartner im gleichen Raum sein müssen, zu großer Anspannung. Ein Zuviel an Stress verhindert jedoch, dass man Neues lernen und etwas verändern kann. Daher arbeiten wir in den ersten Sitzungen daran, eine gute Arbeitsbeziehung herzustellen und zu bewirken, dass sich alle Teilnehmenden sicher fühlen. Wir informieren, nehmen Kontakt auf, teilen unsere Sichtweise und geben Aufgaben mit, die zu Hause erledigt werden sollen. Wir besprechen, wie destruktive Kommunikationsmuster funktionieren, welche Folgen diese Muster für Eltern und Kinder haben und wie sich allzu großer Stress auf die Kommunikation untereinander auswirkt. Wir gehen auch auf den Einfluss des sozialen Netzwerks näher ein und hoffen, dass die Eltern ihre Situation und ihre Probleme aus einem neuen Blickwinkel sehen können. Beim Deeskalieren eines Streits kann es sehr hilfreich sein, die oben genannten Prozesse zu verstehen. Weil das Verstehen allein aber noch nicht genug ist, machen wir auch viele Übungen, bei denen wir noch nicht auf die genaue Situation der Eltern eingehen, aber trotzdem schon die Möglichkeit dazu anbieten, zu experimentieren und anders mit Konflikten umzugehen. Ab der 4. Sitzung beginnen wir damit, die von den Eltern vorgebrachten Probleme zu behandeln. Die Eltern helfen sich auch untereinander bei der Suche nach neuen Wegen. Wenn sich dann eine Situation erreichen lässt, bei der die Kinder nicht mehr in der Klemme stecken, sind auch die Eltern und die Menschen in ihrem Umfeld aus ihrer destruktiven Klemme befreit. Das ist unser Ziel.

Dieses Arbeitsbuch: ein Wegweiser

Dieses Arbeitsbuch soll Ihnen als Eltern und Ihrem sozialen Netzwerk zur Unterstützung dienen. Für jede Sitzung gibt es in diesem Arbeitsbuch mehrere Aufgaben, die Sie dazu auffordern, über sich selbst nachzudenken und sich und Ihre Situation aus dem Blickwinkel Ihrer Kinder zu betrachten. Wir ermutigen Sie, die Dinge anders anzugehen. Oft sollen auch die Menschen aus dem persönlichen Netzwerk aktiviert werden. Sie können dabei helfen, den Konflikt einzudämmen und die Kommunikation zu verbessern.

All das soll den Veränderungsprozess unterstützen. Das Buch kann auf unterschiedliche Weise verwendet werden. Für manche Eltern wird es hilfreich sein, jede der Hausaufgaben zu machen und alles zu lesen – doch das gilt nicht für alle Eltern. Unterschiedliche Herangehensweisen sind in Ordnung.

Das Arbeitsbuch schlägt eine Brücke zwischen den Therapiesitzungen und dem täglichen Leben, zwischen den Eltern und ihrem sozialen Netzwerk. Es kommen Kinder und bekannte Persönlichkeiten zu Wort, die selbst mit streitenden Eltern aufgewachsen sind. Sie möchten Ihnen ein paar Gedanken und Ratschläge mit auf den Weg geben.

In der folgenden Auflistung finden Sie eine Übersicht über die wichtigsten Themen, die bei den Sitzungen behandelt werden. Alle diese Themen kommen bei den Treffen der Elterngruppe zur Sprache und werden bei den Hausaufgaben wiederholt oder vertieft. Nach dieser Übersicht beginnen wir mit den Inhalten der einzelnen Sitzungen und den dazugehörenden Aufgaben.

Konfliktmuster
- erkennen
- eigenen Anteil erfassen
- Verhalten ändern, um den Streit zu beenden

Kinder
- was sie empfinden
- Widerstandskraft stärken
- Verletzlichkeit zulassen
- ein ruhiger und sicherer Ort

Elternschaft hat nichts mit Partnerschaft zu tun
- getrennte Elternschaft
- mehr oder weniger Kommunikation
- parallele Elternschaft

Stress und Frustrationen aushalten
- der Verletzlichkeitszyklus
- Toleranzfenster
- eskalieren und deeskalieren

Vergebung und Versöhnung
- weil die Kinder sie brauchen
- weil dauerhafte Wut und Frustration krank machen
- gute Erinnerungen bewahren

Geschichten und Erklärungen
- das Getrenntsein als Eltern mithilfe einer Geschichte erklären, mit der die Kinder leben können

Loslassen
- die Trennung und derzeitige Situation anders betrachten
- die Illusion aufgeben, alles kontrollieren zu können
- sich dem eigenen Leben zuwenden und das Beste daraus machen

Netzwerk
- nahestehende Personen mit neuem Verhalten, neuen Partnern, Großeltern u. a. vertraut machen
- zum Netzwerk und den Kindern freundliche Dinge über den anderen Elternteil sagen

Von schwarz-weiß zu bunt
- mit mehreren Wahrheiten leben
- mit mehr Akzeptanz und Freude leben

Am Ende jeder Sitzung gehen wir kurz auf die Hausaufgaben für die folgende Sitzung ein, und am Beginn jeder Sitzung besprechen wir, wie es zu Hause mit den Aufgaben gelaufen ist.

Beim Schreiben dieses Arbeitsbuchs haben wir uns dazu entschlossen, zwischen grundlegenden und vertiefenden Aufgaben zu unterscheiden. Die vertiefenden Aufgaben sind auf jeden Fall der Mühe wert, aber sie sind nicht verpflichtend. Sie sollen Ihnen die Gelegenheit dazu geben, noch eingehender zu üben. Auf diese vertiefenden Aufgaben gehen wir bei den Gruppensitzungen nicht ein. Wenn eine Aufgabe allerdings nicht als Vertiefung gekennzeichnet ist, gehen wir davon aus, dass alle Eltern sie erledigen.

Im Text wird sowohl vom »Kind« als auch von den »Kindern« gesprochen – gemeint sind damit immer sowohl Familien mit einem als auch solche mit mehreren Kindern.[1]

Wir hoffen, dass die Aufgaben in diesem Buch Ihnen helfen werden.

Im Buch werden die folgenden Piktogramme verwendet:

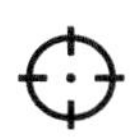

Ziel der Aufgabe

Vertiefung

Aufgabe

Beispiel

Wir wünschen allen Eltern viel Inspiration, Energie und Durchhaltevermögen!

Viel Erfolg!

1 Oft beziehen wir uns auch auf Therapeuten, Elternteile, Partner etc. in der männlichen Form bzw. auf Personen in der weiblichen Form. In allen Fällen sind ausdrücklich beide Geschlechter gleichermaßen gemeint, die Verwendung von nur einer Form dient ausschließlich der besseren Lesbarkeit (Anm. d. Ü.).

Die Aufnahmephase: das zweite Vorgespräch

Wenn Sie dieses Buch lesen, haben Sie das erste Vorgespräch schon hinter sich. Sie haben sich dazu entschlossen mitzumachen. Sie wurden gemeinsam mit Ihren Kindern zum zweiten Vorgespräch eingeladen.

Vor dem Gespräch

Was sollen Sie Ihren Kindern sagen? Wir glauben, dass Sie Ihren Kindern sehr gut mitteilen können, warum Sie bei diesem Programm mitmachen werden. Weil uns diese Frage aber doch immer wieder gestellt wird, geben wir Ihnen hier ein Beispiel:

Wir werden bei einem Programm mitmachen, das heißt »Kinder aus der Klemme«. Das Programm ist für Kinder gemacht worden, weil es so schwer für sie ist, wenn sich ihre Eltern nicht gut verstehen, und so ist es ja auch bei uns. Sie werden uns dort zeigen, wie wir alle weniger Stress miteinander haben können. Das ist für euch besser und für uns auch. Uns geht es schon so lange nicht mehr gut miteinander, und wir wollen, dass wieder Ruhe einkehrt und wir unser Leben weiterleben können. Wir wissen natürlich noch nicht sicher, ob uns das weiterhelfen wird, aber wir hoffen es. Und wir bearbeiten das zusammen mit anderen Eltern und Kindern. Ihr kommt in eine Kindergruppe, wo alle Kinder in der gleichen Situation sind wie ihr. Beim ersten Gruppentreffen erklären euch die Kindertherapeuten, wie alles ablaufen wird, und ihr könnt sie auch alles fragen. Und Papa/Mama und ich kommen in eine Erwachsenengruppe mit anderen Eltern, die auch etwas verändern wollen. Ich bin ziemlich nervös, aber ich will es wirklich versuchen.

Das Vorgespräch

Wenn Sie ankommen, sind wir zunächst alle – Eltern, Kinder und alle Therapeuten – im gleichen Zimmer. Das dauert nur ganz kurz, danach geht der Kindertherapeut mit Ihrem Kind in ein anderes Zimmer und erklärt ihm, wie es in der Kindergruppe sein wird.

Sie selbst führen dann getrennt voneinander ein kurzes Gespräch mit einem der Therapeuten für die Elterngruppe. Bei diesem Gespräch können Sie erzählen, was Sie bei dem Konflikt mit dem anderen Elternteil als besonders schmerzhaft empfinden, was Sie so schockiert bzw. schockiert hat. Es kann um den Trennungsprozess gehen, aber auch darum, wie die Beziehung davor war. Es können auch andere schockierende Erfahrungen in Ihrem Leben damit verbunden sein. Für dieses zweite Vorgespräch ist auch noch eine weitere Frage wichtig: Was möchten Sie für Ihre Kinder erreichen, in welche Richtung möchten Sie gehen? Auch darüber können Sie sich schon einmal Gedanken machen.

Der Informationsabend für Ihr soziales Netzwerk

Zwischen den Vorgesprächen und dem Beginn der Sitzungen für Eltern und Kinder organisieren wir einen Informationsabend für Sie und all jene Personen aus Ihrem Umfeld, die Ihnen wichtig sind. An diesem Abend nehmen die Kinder nicht teil. Das Treffen ist anonym, es ist so ähnlich wie ein Informationsabend in der Schule. Nur die Therapeuten stellen sich vor. Wir informieren über das Programm, und alle Anwesenden können Fragen stellen. Die Eltern und die von ihnen mitgebrachten Personen müssen *keine* Gespräche miteinander führen. Sie brauchen sich keine Sorgen darüber zu machen, dass Sie womöglich etwas über sich selbst erzählen müssen. Sie brauchen auch keine Fragen zu beantworten, wenn Sie das nicht wollen. Manchmal haben die Mitglieder der sozialen Netzwerke beider Seiten sich schon seit Jahren nicht mehr gesehen. Deshalb wollen wir hier keinen unnötigen Stress verursachen. Alle brauchen nur zuzuhören und alle *dürfen* Fragen stellen.

Aufgabe
Denken Sie darüber nach, wer aus Ihrem sozialen Netzwerk Sie gut kennt, Sie unterstützt und Ihren Kindern nahesteht. Das kann Ihr Vater oder Ihre Mutter sein, Ihr Bruder, Ihre Schwester, ein Freund, eine Freundin, ein neuer Partner oder eine Partnerin, ein Kollege oder sonst jemand anderes. Denken Sie auch darüber nach, wer Ihrer Teilnahme an *Kinder aus der Klemme* am kritischsten gegenübersteht. Auch diese Personen sind beim Informationsabend herzlich willkommen.

Dieser Abend ist ein wichtiger Teil dieses Programms. Alle Eltern nehmen daran teil, und wir bitten jeden Elternteil, mindestens zwei bzw. maximal fünf Personen mitzubringen. Neue (derzeitige) Partner sind sehr willkommen. Sie können den teilnehmenden Elternteil unterstützen und ihm Mut machen, das Programm auch wirklich durchzuziehen – und auch für die Kinder können die neuen Partner eine sehr wichtige Rolle spielen! Das Gleiche gilt für die Großeltern.

Auch wenn es für manche Elternteile sehr schmerzhaft sein kann, den neuen Partner oder auch die Eltern des Expartners sehen zu müssen, so ist es uns dennoch ein Anliegen, dass alle diesen ersten Schritt tun, denn für die Kinder ist das sehr wichtig.

Wir bitten Sie, den Therapeuten bis spätestens eine Woche vor dem Termin mitzuteilen, mit welchen Personen Sie zum Informationsabend kommen werden.

Aufgabe für die 1. Sitzung

Ziele

Die Hausaufgabe für diese Sitzung dient zur Vorbereitung auf das erste Treffen.

Aufgabe 1.1

Notieren Sie für sich selbst, was Sie mithilfe dieses Programms für Ihre Kinder erreichen möchten. Wir werden Sie bitten, dies auch den anderen Eltern mitzuteilen.

Aufgaben für die 2. Sitzung

Ziele

Das Ziel der Aufgaben für diese Sitzung ist, dass Sie die Muster, in denen Sie als Eltern gefangen sind, besser verstehen. Sie sollen erkennen können, welche Reaktion Ihr Verhalten bei dem anderen Elternteil hervorruft – und umgekehrt – und wie sich das Muster dadurch immer weiter einschleift. Bei der ersten Sitzung haben wir diese Muster bereits besprochen.

Destruktive Kommunikationsmuster

Eltern, die getrennt sind und deren Verhältnis zueinander sehr angespannt ist, sind in destruktiven Kommunikationsmustern gefangen. Diese Muster sind Gift für Beziehungen: Sie bewirken, dass man einander misstraut, sich gegenseitig verdächtigt und gute Absichten gar nicht mehr erkennt. Es gibt drei Grundmuster, die Paaren zum Verhängnis werden können und die ihre Beziehung immer unsicherer und aussichtsloser werden lassen (vgl. Abb. 1):

- 1. Muster: Kontakt suchen – Kontakt suchen
- 2. Muster: Kontakt suchen – Kontakt abwehren
- 3. Muster: Kontakt abwehren – Kontakt abwehren

Ein Beispiel

A nimmt per E-Mail, Telefon, SMS oder persönlich Kontakt zu B auf und möchte B etwas klarmachen. A sagt zum Beispiel, dass B besser auf die glutenfreie Ernährung von Tommy aufpassen soll, denn immer, wenn Tommy bei B gewesen sei, habe er danach starke Bauchschmerzen. Wenn die Beziehung gut funktioniert, hört B zu, beruhigt A und bedankt sich für den fürsorglichen Rat. Wenn sich zwischen den beiden jedoch schon eine Streitbeziehung entwickelt hat, werden destruktive Muster aktiviert.

1) Kontakt suchen – Kontakt suchen

Dieses Muster ist von gegenseitigen Beschuldigungen geprägt. Wenn A wegen Tommys Bauchweh anruft, geht B zum Gegenangriff über und sagt zum Beispiel: »Du engst Tommy mit all deinen Regeln viel zu sehr ein! Davon bekommt er Bauchweh! Ich habe das bei dir auch nicht ausgehalten, zum Glück bin ich davon erlöst. Bei mir hat er nie Bauchweh!«

Das zugrunde liegende Muster ist hier, dass A seinem Gegenüber etwas klarmachen und B von etwas überzeugen will – gleichzeitig will B aber auch A etwas klarmachen und A davon überzeugen, recht zu haben. Es ist egal, ob der Zyklus bei A oder B seinen Anfang nimmt. Weil sowohl A als auch B das Gefühl haben, nicht gehört, gewürdigt und verstanden zu werden, werden ihre gegenseitigen Anschuldigungen immer heftiger und ihre Gefühle immer verzweifelter. Dieses Muster führt zur Eskalation.

2) Kontakt suchen – Kontakt abwehren

Wenn A wegen Tommys Bauchweh anruft, kann B den Kontakt auch abwehren. B fühlt sich von A kritisiert und bedrängt und sieht keinen Sinn darin, miteinander zu kommunizieren. Die Kommunikation wird (am Telefon, auf Whatsapp, Facebook, über E-Mail etc.) blockiert. Dadurch fühlt sich A immer machtloser und versucht noch mehr, B zu erreichen: »Es geht doch schließlich um mein Kind.« Doch je mehr A den Kontakt zu B sucht, desto mehr wehrt B den Kontakt zu A ab. Auch dieses Muster führt zur Eskalation.

3) Kontakt abwehren – Kontakt abwehren

Dieses Muster entsteht, wenn sowohl A als auch B es aufgegeben haben, miteinander zu kommunizieren. Ein Gefühl der Machtlosigkeit herrscht vor. Wenn A und B Eltern sind, werden die Kinder oft zu Nachrichtenüberbringern.

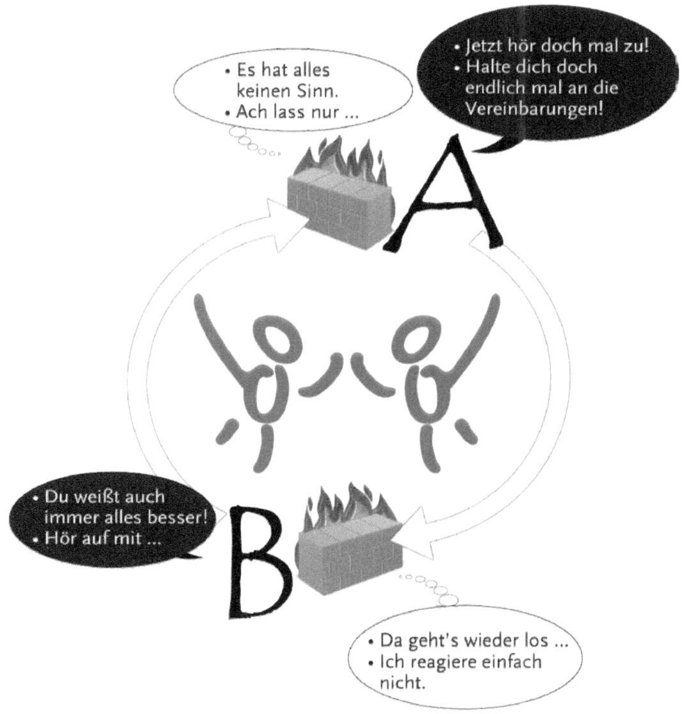

Abb. 1: Destruktive Kommunikationsmuster

Wie aus Abbildung 1 ersichtlich wird, sind nicht nur die Eltern in den destruktiven Mustern gefangen, sondern auch die Kinder geraten dadurch in die Klemme. Sie sind zwischen den Fronten gefangen und können dem Konflikt nicht entkommen. Und auch andere nahestehende Personen verfangen sich oft in diesen destruktiven Mustern.

Fragen zu unseren destruktiven Kommunikationsmustern

Aufgabe 2.1a

Kreuzen Sie an, welches Muster oder welche Muster Sie in Ihrer Kommunikation wiedererkennen. Schreiben Sie Ihren Namen und den Namen der anderen Person in das Schema: Wer macht was?

☐ Kontakt suchen ____________________	Kontakt abwehren ____________________
☐ Kontakt suchen ____________________	Kontakt suchen ____________________
☐ Kontakt abwehren ____________________	Kontakt abwehren ____________________

Aufgabe 2.1b

Oft weiß man sofort, wie die andere Person das Muster von Aktion und Reaktion in Gang bringt oder aufrechterhält. Bei dieser Aufgabe geht es nun darum, dass Sie auch darüber nachdenken, was Sie selbst machen. Oft ist das für Sie eine logische Reaktion auf das Verhalten des anderen. Wenn man in einem Muster gefangen ist, denkt man fast immer, dass es der andere ist, der anfängt, während man selbst nur darauf reagiert. Versuchen Sie, Ihr eigenes Verhalten anstatt als Reaktion auch einmal als »Aktion« zu betrachten, auf die der andere reagiert.

Besprechen Sie mit Personen aus Ihrem Netzwerk, was Sie über destruktive Kommunikationsmuster gelernt haben. Versuchen Sie, ihnen zu erklären, wie diese Muster in eine ausweglose Situation führen. Wenn die Personen aus Ihrem Netzwerk wissen, was Sie meinen, haben Sie sich klar und verständlich ausgedrückt.

Wenn Sie sich dabei verheddern, lesen Sie sich noch einmal den Abschnitt über destruktive Kommunikationsmuster auf Seite 18 durch. Fragen Sie die Personen in Ihrem Netzwerk, ob sie ein oder mehrere Muster bei Ihnen und bei dem anderen Elternteil erkennen können. Besprechen Sie einige Beispiele für Ihre destruktiven Kommunikationsmuster. Beachten Sie, dass diese Muster aufrechterhalten werden, wenn beide immer auf die gleiche Weise aufeinander reagieren. Meistens kann man nicht verhindern, dass man in einem wunden Punkt getroffen wird. Aber man kann lernen, anders zu reagieren. Wie reagieren Sie meistens? Wenn Sie diese Frage nicht allein beantworten können, bitten Sie die Personen in Ihrem Netzwerk um Hilfe. Wir bekommen oft erzählt, dass die Menschen, die dabei helfen, auch bei sich selbst solche Muster wiedererkennen, und auch wir selbst bleiben manchmal auf diese Weise in Konflikten gefangen – das ist menschlich. Zum Glück kann man sich auch wieder daraus befreien.

Bei dieser Aufgabe bitten wir Sie nur, die destruktiven Muster zu erkennen. Sie brauchen noch nichts an Ihren eigenen Reaktionen zu verändern. Man kann sich machtlos fühlen, wenn man die eigenen Muster besser erkennt, aber noch nicht weiß, wie man anders reagieren könnte. Doch die Gruppe und Ihr Netzwerk werden Ihnen dabei helfen.

Aufgabe 2.1c

Versetzen Sie sich nun in die Lage Ihres Kindes (oder Ihrer Kinder). Stellen Sie sich vor, dass es das Muster, das Sie angekreuzt haben, miterlebt. Vielleicht glauben Sie, dass das bei Ihnen nie vorkommt, weil Sie den Konflikt nie vor dem Kind austragen. Versuchen Sie dennoch, es sich vorzustellen. Von den vielen Kindern, die an *Kinder aus der Klemme* teilgenommen haben, wissen wir, dass sie viel mehr mitbekommen, als Eltern und Berater auch nur erahnt hätten.

Schreiben Sie auf, was Ihr Kind Ihrer Meinung nach fühlt.

Zitate von Kindern

Anja: »Wenn meine Eltern dachten, dass ich schlafe, konnte ich hören, wie sie am Telefon miteinander stritten.«

Roland: »Je nachdem, wie meine Mutter auf dem Laptop getippt hat, wusste ich, ob sie einer Freundin oder meinem Vater schrieb.«

Denise: »Mein Vater hat fast nie auf die SMS von meiner Mutter geantwortet. ›Das blöde Gemecker‹, hat er immer gesagt. Dann musste ich ihm oft Nachrichten von meiner Mutter überbringen. Wenn mein Vater dann wieder keine Antwort gab, kam ich oft mit Bauchweh heim zu meiner Mutter. Manchmal habe ich auch eine Ausrede oder eine Antwort erfunden.«

Rahim: »Ich habe das Telefon meiner Mutter offen auf dem Tisch liegen sehen und eine SMS von meinem Vater an meine Mutter gelesen, in der lauter Schimpfwörtern standen.«

Zitate von Eltern

René: »Im Urlaub habe ich das Telefon einfach ausgeschaltet und den Kindern gesagt, sie sollen das auch machen. Sie hat nicht aufgehört, E-Mails und SMS zu schicken. Am Ende des Urlaubs war ich noch gestresster als am Beginn.«

Leonie: »Ihre Oma lag im Krankenhaus ... Das müssen die Kinder doch erfahren! Aber er war überhaupt nicht erreichbar. Sowas kann man doch nicht machen?! Ich stand kurz davor, ins Auto zu steigen und hinzufahren. Letzten Endes konnte ich ihn über das Büro des Campingplatzes erreichen. Nun, darüber musste er sich natürlich wieder wahnsinnig aufregen.«

Hermine: »Ich habe ihn ganz einfach überall gelöscht. Auf Facebook, WhatsApp, in meinen E-Mails ... einfach überall. Jetzt soll er mal sehen, wo er bleibt. Ich will mir mein Leben nicht mehr vergiften lassen.«

Johann: »Sie bringt es fertig, mich innerhalb einer Minute rasend zu machen, obwohl ich davor ganz ruhig war. Immer wieder schafft sie das. Man könnte meinen, sie lebt dafür. Und nein: Dann bin ich nicht mehr freundlich. Einmal habe ich es nicht mehr geschafft, mich zurückzuhalten, und ich habe sie am Telefon wüst beschimpft.«

Aufgabe 2.2a

Etwas zum Schauen…

Schauen Sie sich den Zeichentrickfilm »Der Kleine und das Biest« an: https://www.zdf.de/kinder/siebenstein/der-kleine-und-das-biest-102.html

Beantworten Sie die folgenden Fragen.

Wie geht es dem Kind in dem Film? Wie fühlt es sich?

Wie reagiert das Kind auf seine Eltern?

Wie wirkt sich der Streit auf die Eltern selbst aus?

Aufgabe 2.2b

Mit Ihrem Netzwerk

Schicken Sie den Link des Zeichentrickfilms an alle Personen in Ihrem Netzwerk und bitten Sie sie, sich den Film anzusehen. Natürlich können Sie ihn sich auch gemeinsam ansehen.

Wie waren die Reaktionen in Ihrem Netzwerk?

Aufgabe 2.3a

Etwas zum Hören ...

Hören Sie sich das Lied »Lisa« von den Wise Guys[2] an:
https://www.youtube.com/watch?v=Z1oyvK3NDf8

Lisa

Lisa sagt, sie hätte nie gedacht, dass so was ihren Eltern mal passiert.
Es gab zwar ab und zu mal Streit, aber Lisa hat das einfach ignoriert.
Plötzlich kam der Tag, als Lisas Mutter sagte: »Es geht nicht mehr – ich muss hier einfach raus!«
Und dann ging alles schnell, und sie zogen mit der kleinen Schwester aus.

Jedes zweite Wochenende ist sie mit der Schwester jetzt beim Vater.
Und wenn er kommt, sie abzuhol'n, gibt's zwischen ihm und Mutter jedes Mal Theater.
Und Lisa steht dann meistens irgendwie im wahrsten Sinn des Wortes zwischen den zwei'n,
und manchmal hat sie Lust, alle beide einfach mal so richtig anzuschrei'n.

Und Lisa sagt, sie weiß nicht mehr, auf wessen Seite sie noch steht,
aber eines weiß sie sicher: Wenn es irgendwie geht,
will sie alles dafür tun, dass sie später mal vermeidet,
worunter sie jetzt selbst am allermeisten leidet.
Lisa weint.

Lisa sagt, am Anfang gab's 'ne Zeit, da hat sie wochenlang nicht mehr geweint.
Sie war nur leer und ausgetrocknet, und es war ihr ganz egal, ob grad die Sonne scheint.
Ihr ging die Frage lang nicht aus dem Kopf, ob sie vielleicht sogar selbst Schuld dran war,
dass ihre Eltern sich auf einmal nicht mehr liebten. Und plötzlich war ihr gar nichts mehr klar.

Und Lisa sagt, sie weiß nicht mehr, auf wessen Seite sie noch steht,
aber eines weiß sie sicher: Wenn es irgendwie geht,
will sie alles dafür tun, dass sie später mal vermeidet,
worunter sie jetzt selbst am allermeisten leidet.
Lisa weint. Lisa weint allein.

Beantworten Sie die folgenden Fragen:

Wie fühlt sich Lisa nach der Trennung ihrer Eltern?

2 Musik & Text: Daniel »Dän« Dickopf, meinsongbook Verlag GbR. Abdruck mit freundlicher Genehmigung.

Was könnten die Eltern tun, damit Lisa mit ihren Gefühlen weniger allein ist?

____

____

____

Aufgabe 2.3b

Etwas zum Lesen …

Lesen Sie den Text des Liedes »Kind auf dem Eis« von Luna Blau[3] (aus: Wir reiten auf hölzernen Pferden – Lieder über Kinder – für Erwachsene). Sie können sich das Lied auch auf YouTube anhören. Suchen Sie einfach nach dem Titel und dem Bandnamen.

Kind auf dem Eis

Wie fing es an...
Erst warn wir zwei, dann drei
Wir glaubten ganz fest daran,
dass Liebe bleibt. Doch plötzlich warn wir wie verkühlt
Was ist passiert?
Was nützt die Grübelei?
Wir hab'n doch alles probiert,
doch unser Scheitern hat auch Dich ganz überspült.
Was hast Du bloß dabei gefühlt?

Refrain:
Gefährlich jeder Schritt,
Du warst ein Kind auf dem Eis
Dein Traum, dass jemand die Kälte vertriebe,
der ist nun aus. Was wird daraus
in Zukunft? Wer weiß...
Doch wenn auch ein Scherbenmeer bliebe,
bist Du doch Kind unsrer Liebe.

Du warst allein
und gabst Dir selbst die Schuld
Du wolltest Bindeglied sein
Hast uns versorgt mit viel Gefühl und Heiterkeit
Nahmst Dich zurück
ganz leis, mit viel Geduld
Du wolltest nur unser Glück
und etwas Frieden hier im Haus. Bei jedem Streit
warst Du alles zu tun bereit.

3 Musik & Text: Hannes Potthoff. Luna Blau ist der Künstlername des Duos Kim Brandt und Hannes Potthoff. Abdruck mit freundlicher Genehmigung.

Das Ende war hart
Du weißt, es musste sein
Wir hätten gern Dir's erspart
Doch hier war alles nur noch starr und festgefror'n

Zerbrochenes Glas
Wirst Du uns das verzeih'n?
Und ein Gefühl nur: Das war's.
Doch nur was stirbt, wird irgendwann auch neu gebor'n.
Wer sich entdeckt, ist nicht verlor'n...

Beantworten Sie die folgenden Fragen:

Welches Verhalten nehmen Sie bei Ihrem Kind/Ihren Kindern wahr?

____

____

____

____

Erinnern Sie sich an eine Situation, in der Ihr Kind zwischen Ihnen vermitteln wollte, oder das Gefühl hatte, »auf Eis zu laufen«, oder sich vielleicht schuldig fühlte?

____

____

____

____

Woran merken Sie, dass sich Ihr Kind trotz der Trennung immer noch von Ihnen geliebt fühlt?

____

____

____

____

Aufgabe 2.3c

Mit Ihrem Netzwerk

Schicken Sie die Texte der Lieder an alle Personen in Ihrem Netzwerk und bitten Sie sie, sich anzusehen. Sie können die Fragen auch gemeinsam beantworten.

Wie waren die Reaktionen in Ihrem Netzwerk?

Die 2. Sitzung möchten wir mit einem Erfahrungsbericht des bekannten niederländischen Journalisten Frénk van der Linden abschließen.

Verlorene Liebe

»Ich will deine Mutter nie wieder sehen, lieber sterbe ich.« Böse Worte aus dem Mund meines Vaters: Mit ihnen endet ein TV-Dokumentarfilm, den ich vor ein paar Jahren über die Trennung meiner Eltern gemacht habe. Was als hoffnungsvolles Projekt begann, endete in Bitterkeit. Als ich gemeinsam mit der Regisseurin Gisela Mallant mit dem Film begann, hatte ich noch die Illusion, ich könnte etwas zum gegenseitigen Verständnis meiner Eltern beitragen, indem ich sie beide ausführlich über ihre verloren gegangene Liebe interviewte. Dem war nicht so.

Vierzig Jahre lang sprachen Jan van der Linden und Erica van den Brink kein Wort miteinander. Dass meine Mutter wegen einer stürmischen Affäre mit einem anderen Mann ausgezogen war, führte bei meinem Vater zu jahrzehntelangem Hass. Meine Schwester Desirée und ich, damals Teenager, taten es ihm nach: Wir schrieben dem Richter, der mit der Scheidungssache betraut war, einen Brief, in dem wir ihm erklärten, wir wollten zu dieser »Schlampe« absolut keinen Kontakt mehr. Wir baten ihn, uns sofort unserem Vater zuzusprechen. Und das geschah dann auch. Zwölf Jahre lang zerrissen wir die Briefe der Frau, die uns zur Welt gebracht hatte; zwölf Jahre lang legten wir auf, wenn sie anrief; zwölf Jahre lang gingen wir an ihr vorbei, wenn sie am Schulzaun auf uns wartete.

Niemand riecht so wie die eigene Mutter. In dem Moment, als ich sie als 25-Jähriger wieder in meine Arme schloss, roch ich: Das ist die Frau, aus der ich komme. Desirée und ich haben unsere Verbindung zu ihr wieder aufgebaut (und sind auch unserem Vater nahe geblieben). Diese Harmonie blieb bestehen, bis sie im Nebel der Alzheimer-Krankheit verschwand.

Als meine Mutter die Diagnose Alzheimer bekam, begriff ich, dass uns nur mehr gut ein Jahr Zeit blieb, um unseren geteilten Schmerz zu beenden, während sie noch bei klarem Verstand war. Denn man konnte es drehen und wenden, wie man wollte: Vater, Mutter, Tochter, Sohn – wir alle litten unter der Situation, unter dem Schweigen und Verschweigen, unter diesem kalten Krieg. So entstand der Plan, einen Fernsehfilm zu drehen, in dem mein Vater und meine Mutter getrennt voneinander interviewt werden sollten. Beide machten von ganzem Herzen mit – in der Überzeugung, der/die andere würde dann endlich verstehen, dass er/sie im Unrecht war.

Nachdem wir ein paar Monate lang gefilmt hatten, stellte sich heraus, dass mein Vater nicht gewillt war nachzugeben: Nein, er wollte meine Mutter – die mit ihm reden wollte und sich nach Vergebung sehnte – unter keinen Umständen mehr sprechen. Noch nie in meinem Leben bin ich so enttäuscht gewesen. Als Journalist, aber auch als Sohn, war ich zu der Überzeugung gelangt, dass man Konflikte nicht schwarz-weiß malen kann: weder die Konflikte zwischen Parteien, Nachbarn oder Ländern, noch die Konflikte zwischen Liebespaaren. Jeder Schritt, den die eine Person macht, bestimmt auch den nächsten Schritt der anderen Person mit, und umgekehrt. Die Schuld liegt immer bei beiden.

Eine Woche, bevor der Film ausgestrahlt wurde, rief ich meinen Vater an: »Papa, bist du dir zu 100 Prozent sicher, dass du Mama nie mehr wiedersehen willst?«

Er seufzte. Seufzte noch einmal.

»Papa?«

»Also gut, mein Junge.«

Wenige Tage später schloss er bei sich zu Hause in Lelystad meine Mutter in die Arme. »Ich bin noch nie so traurig gewesen wie damals, als du mich verlassen hast«, sagte er. »Und vielleicht bin ich noch nie so glücklich gewesen wie jetzt.«

Drei Stunden lang saßen sie Hand in Hand beieinander und redeten. Darüber, wie gut die gemeinsamen Jahre gewesen waren. Wie wunderbar ihre beiden Kinder waren. Und tja, wie schade, dass es nur einen kleinen Schönheitsfehler gab: diese vierzig Jahre dazwischen. Gut, dass sie das jetzt nach dem Motto Schwamm drüber beiseitegeschoben haben.

Zwischen dem Moment, als unsere Mutter uns verließ, und der Versöhnung meiner Eltern lagen unzählige Jahre, in denen ich nicht weinen konnte. So gut ich in der Rolle des Interviewers die Gefühle anderer hervorlocken konnte, so schlecht hatte ich Zugriff auf meine eigenen Gefühle. Doch an diesem Abend in Lelystad liefen Tränen über meine Wangen. Freudentränen. Und auch, wenn es wehtat, dass meine Mutter einige Zeit später starb: dass mein Vater mit einer roten Rose an ihrem Grab stand, machte vieles wieder gut.

Liebe Leute: Sprecht die Dinge aus! Redet miteinander. Stellt Fragen, hört zu, sagt, was ihr zu sagen habt, und befreit euch von dieser Wut, mit der man sich selbst noch mehr schadet als dem Gegenüber. Die Verfasser dieses Buches haben das begriffen. Mich selbst hat es viel zu viel Zeit gekostet, das zu verstehen, und dadurch habe ich zu unserem Familienstreit unnötig viel Schmerz hinzugefügt. Ich wünsche anderen mehr Weisheit.

Frénk van der Linden

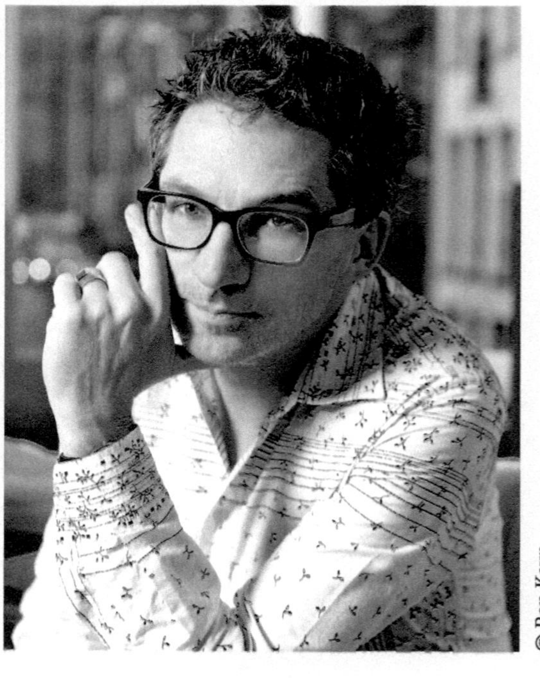

© Ben Keyn

Aufgaben für die 3. Sitzung

Ziele

Bei der 2. Sitzung haben Sie erfahren, wie es den Kindern dabei geht, wenn sich die Eltern andauernd streiten. Nachdem Sie den folgenden Text gelesen haben, werden wir Sie bitten, etwas darüber aufzuschreiben.

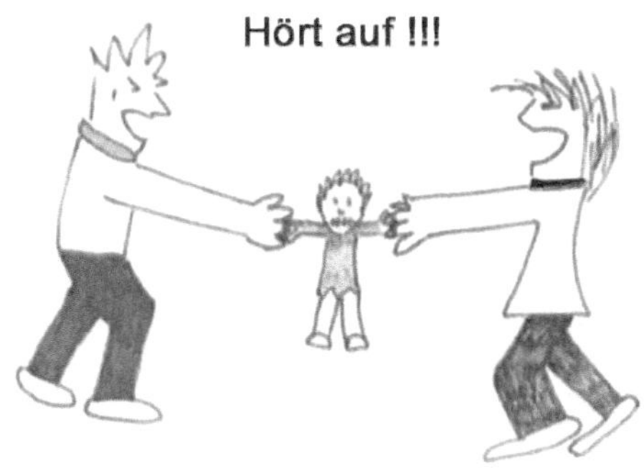

Was macht es mit den Kindern?

Was macht es mit den Kindern, wenn ihre Eltern oft uneins sind, ein angespanntes Verhältnis zueinander haben und regelmäßig schlechte Dinge über den anderen sagen?

Kinder haben Anteile von beiden Eltern, ihre Verbindung zu beiden ist existenziell. Wenn die Eltern viele (offene oder versteckte) Konflikte miteinander haben, werden die Kinder hin- und hergerissen. Kinder brauchen für ihre Entwicklung ein sicheres Umfeld. Sie möchten Eltern vertrauen können, die ihnen ihre Aufmerksamkeit schenken und alles dafür tun, dass es ihnen gut geht im Leben.

Kinder können die Trennung ihrer Eltern auch unbeschadet überstehen, solange sie dabei von ihren Eltern begleitet und unterstützt werden. Natürlich sind die vielen Veränderungen für die Kinder nicht toll, und es macht sie traurig, dass sie einen Elternteil phasenweise nicht sehen können. Sie müssen sich an viel Neues gewöhnen: ein neues Zuhause; eine neue Schule und Umgebung; veränderte Kontaktmöglichkeiten mit Freunden, Großeltern und anderen Familienmitgliedern; neue Stiefeltern und Stiefgeschwister; eine neue Familie – all das kann Kinder vorübergehend aus dem Gleichgewicht bringen. Doch wenn die Eltern ihren Kindern bei diesen Veränderungen zur Seite stehen und die Kinder spüren können, dass beide Eltern auf sie achten und gut für sie sorgen, dann finden sie ihr Gleichgewicht nach einiger Zeit wieder.

Wenn die Eltern jedoch miteinander streiten, gelingt das nicht, und das Kind kommt nicht wieder ins Gleichgewicht. Je heftiger der Streit, desto mehr gerät das Kind aus dem Gleichgewicht. Vor allem dann, wenn die Eltern einander die Schuld zuschieben und den anderen als schlechten Vater bzw. schlechte Mutter, als einen Dämon, der alles verdirbt, hinstellen – gerade in solchen Situationen ist es für die Kinder sehr schwer, die Trennung zu verarbeiten. Das Kind muss dann in zwei verschiedenen »Wahrheiten« zu Hause sein; es hört zwei verschiedene Geschichten; bekommt auf zwei unterschiedliche Arten erklärt, was »die Wahrheit« ist. Dadurch wird es verwirrt. Wenn das Kind dann etwas über seinen Schmerz und seine Verwirrung sagen möchte, ist die Gefahr groß, dass seine Worte im Streit instrumentalisiert werden: »Da siehst du, was du unserem Kind antust!« Manchmal sagen die Eltern diese Dinge auch zum Kind selbst: »Mensch, dein Vater/deine Mutter!« Die meisten Eltern wissen, dass sie ihre Kinder damit nicht belasten sollen, und hoffen, dass ihr Kind von den Anspannungen nicht so viel mitbekommt. Die Kinder bemerken es aber trotzdem. Mira: »Es liegt in der Luft, überall, und ich sehe es an Papas oder Mamas Gesicht. Ich merke, wie wütend sie einander schreiben, und ich höre auch, wie Papa mit Ellen über Mama spricht, und wie Mama mit Oma über Papa spricht, auch wenn sie glauben, dass ich es nicht höre.«

Kinder können sehr unterschiedlich auf eine solche Situation reagieren. Manche Kinder passen sich vollkommen an, um keinen Grund für noch mehr Auseinandersetzungen zu liefern. Auf diese Art und Weise werden sie zu Verbündeten, die versuchen, den Eltern zu helfen. Nach außen hin scheint es kein Problem zu geben, doch wenn diese Kinder darüber sprechen, stellt sich heraus, dass sie der Streit ihrer Eltern sehr belastet. Andere Kinder lehnen sich auf, sind traurig und äußern sich dazu an verschiedenen Orten, zu Hause und in der Schule. Manche Kinder leiden an Konzentrationsmangel, und ihre schulischen Leistungen fallen unter ihr Können. Wiederum andere Kinder entwickeln unterschiedliche Symptome von Bettnässen, Angstzuständen, Niedergeschlagenheit, gestresstem Verhalten bis hin zu Ausfallserscheinungen.

Es gibt auch eine Gruppe von Kindern, die es auf Dauer nicht aushält, mit zwei Wahrheiten zu leben. Fast alle Personen im Netzwerk der Eltern ergreifen für einen Elternteil Partei, und manchmal tun die Kinder das auch. Diese Kinder beschließen, dass sie nur in »*einer* Wahrheit« leben möchten: Sie entscheiden sich für einen Elternteil und möchten den anderen Elternteil nicht mehr sehen. So schmerzhaft dies auch ist, es ist dennoch verständlich. Auch Geschwister geraten dadurch manchmal auseinander, der eine »wählt« die Seite der Mutter, die andere »wählt« die Seite des Vaters. Was das Ganze noch trauriger macht, ist, dass sie mit dieser Wahl oft auch noch den Kontakt zueinander verlieren. Das geschieht sowohl auf praktischer Ebene, weil sie einander kaum noch sehen, als auch auf psychischer Ebene, weil es schwierig ist, mit jemandem in Kontakt zu bleiben, der in einer anderen Wahrheit lebt.

Wenn Eltern nicht mehr streiten, selten oder oft in freundlichem Kontakt stehen und wenn sie einander auch loslassen können, geht es den Kindern besser. Oft verschwinden dann die Symptome, ihre schulischen Leistungen werden wieder besser, und sie können sich weiterentwickeln.

Reflexion

Aufgabe 3.1a

Was hat es mit Ihnen gemacht?

Bei der 2. Sitzung haben Sie auf einem kleinen Kinderstuhl gesessen, während die anderen Eltern über Ihren Kopf hinweg die destruktiven Kommunikationsmuster nachgespielt haben. Meistens gelingt es den Eltern, sich in die Lage ihrer Kinder hineinzuversetzen. Bei vielen Eltern löst die Übung auf den Kinderstühlen heftige Emotionen aus. Manche Eltern spüren nur wenig oder auch gar nichts. All das sind Reaktionen auf sehr viel Stress: Der Körper reagiert, indem er sich zum Angriff bereit macht (wütend werden), flieht (sich klein fühlen, weglaufen wollen, im Erdboden versinken wollen) oder erstarrt (sich vor Angst nicht mehr bewegen können oder sehr traurig werden).

Schreiben Sie auf, was auf dem Kinderstuhl mit Ihnen passiert ist.

Das habe ich gespürt:

____

____

____

Das habe ich gedacht:

____

____

____

Das habe ich in meinem Körper gespürt:
(Schreiben Sie auch auf, wo im Körper Sie das gespürt haben.)

____

____

____

Das habe ich gehofft oder mir gewünscht:

____

____

____

Und das denke und spüre ich nun, da ich das alles aufgeschrieben habe:

____

____

____

Aufgabe 3.1b

Mit Ihrem Netzwerk
Die Personen in Ihrem Netzwerk sollen Sie unterstützen und wollen das auch gerne tun. Oft wissen sie aber nicht so recht, wie sie das tun können. Manchmal möchten Personen aus Ihrem Netzwerk Sie unterstützen, indem Sie Ihnen nach dem Mund reden und bekräftigen, wie schlecht der andere Elternteil doch ist und wie falsch er alles macht. Kurzfristig fühlt sich das gut an, aber hilfreich ist es nicht.

Ein Beispiel
Eine Oma sagte aufgebracht zu ihrer Tochter: »Was der dir antut – ich hasse diesen Kerl!«

Die Tochter, die an der Elterngruppe teilnahm, begriff plötzlich, was hier vor sich ging: Was ihre Mutter sagte, fühlte sich zwar gut an, aber es half nicht wirklich. Sie antwortete: »Mama: Lieb, dass du mir den Rücken stärken willst, aber damit hilfst du mir wirklich nicht. Er ist und bleibt der Vater meiner Kinder, und deshalb müssen wir doch weiterhin miteinander auskommen.« Was dies bei ihr und ihrer Mutter bewirkt hat, hat auch sie selbst erstaunt. Zwei Wochen später saßen sie gemeinsam beim Abschluss-Musical ihrer kleinen Tochter Marie, und Oma und Papa konnten einander – wenn auch nur kühl – begrüßen. Wie erleichtert und froh Marie darauf reagierte, war für alle klar erkennbar.

Ohne es zu beabsichtigen, können die Personen im Netzwerk der Eltern destruktive Muster verstärken – vor allem, wenn auch sie schlecht über den anderen Elternteil sprechen. Sie können aber auch bei der Versöhnung helfen, indem sie einerseits einsehen, wie schmerzhaft und schwierig alles ist, und indem sie andererseits auch eine gute Eigenschaft oder Erinnerung ins Gedächtnis rufen. Das ist zwar schwierig, aber es kann alle aus den erdrückenden, negativen Konfliktmustern befreien.

Damit sie besser verstehen, worum es in der Elterngruppe geht, kann es für die Menschen in Ihrer Umgebung wichtig sein, dass Sie ihnen darüber erzählen, wie sich der Streit zwischen den Eltern auf die Kinder auswirkt.

Erklären Sie einem oder mehreren Personen aus Ihrem Netzwerk, wie es für die Kinder ist, wenn sich ihre Eltern unentwegt streiten, indem sie einander entweder Vorwürfe machen oder gar nicht mehr kommunizieren, also einen »stillen Kampf« austragen. Beschreiben Sie auch die Übung mit den Kinderstühlen und erzählen Sie, wie diese Übung für Sie war.

Schreiben Sie die Reaktionen der Personen aus Ihrem Netzwerk wortwörtlich auf:

1. ____

____

____

2. ____

____

____

3. ____

____

____

4. ____

____

____

Welche Kommentare sind hilfreich? Inwiefern?

____

____

____

Aufgabe 3.1c

Was bekommt Ihr Kind von dem Streit mit?

Beziehen Sie das Thema »Was bedeutet der Streit für die Kinder« nun konkret auf Ihr eigenes Kind. Es kann dabei hilfreich sein, eine kürzlich erlebte Situation als Beispiel heranzuziehen.

Besprechen Sie Folgendes mit Ihrem Netzwerk:

- Wie zeigt Ihr Kind, dass es sich belastet fühlt?
- Woran bemerkt Ihr Kind, dass Sie sich als Eltern uneins sind und deshalb streiten?

Ich sehe, bemerke oder spüre Folgendes bei meinem Kind:

Was mein Kind fühlt:

____

____

____

Was mein Kind denkt:

____

____

____

Was mein Kind macht:

Meinem Netzwerk ist an ______________________ (Name des Kindes) vor allem aufgefallen, dass …

Destruktive Kommunikationsmuster erkennen und verändern

Bestimmt haben Sie schon etwas Einsicht in die destruktiven Kommunikationsmuster gewonnen, die bei Ihnen aktiv sind. Eventuell sollten Sie sich den Text über destruktive Kommunikationsmuster noch einmal durchlesen. Achten Sie vor allem darauf, was Sie selbst tun, welche Rolle Sie in dem Teufelskreis spielen und wie Sie der anderen Person gegenübertreten.

Aufgabe 3.2a

Wir würden gerne ein konkretes Beispiel von einer Situation sehen, in der Sie etwas verändern konnten, in der Sie etwas anders gemacht haben als sonst, wodurch die Kommunikation anders verlaufen ist. Das muss nichts Großes gewesen sein, ein kleines Beispiel ist genug.

Sie drohten, wieder in einen Teufelskreis zu geraten, aber weil Sie etwas verändert haben, lief es anders. Können Sie eine solche Situation hier wiedergeben?

Welches Muster drohte sich zu wiederholen?

- Kontakt suchen – Kontakt abwehren
- Kontakt suchen – Kontakt suchen
- Kontakt abwehren – Kontakt abwehren

Tragen Sie in Abbildung 2 ein, was passiert ist, als das Konfliktmuster eingetreten ist; was Sie anders gemacht haben und wie es danach anders lief. Sie können auch beschreiben, was Ihr Gegenüber anders gemacht hat. Schreiben Sie danach auf, was Sie bei den Kindern bemerkt haben.

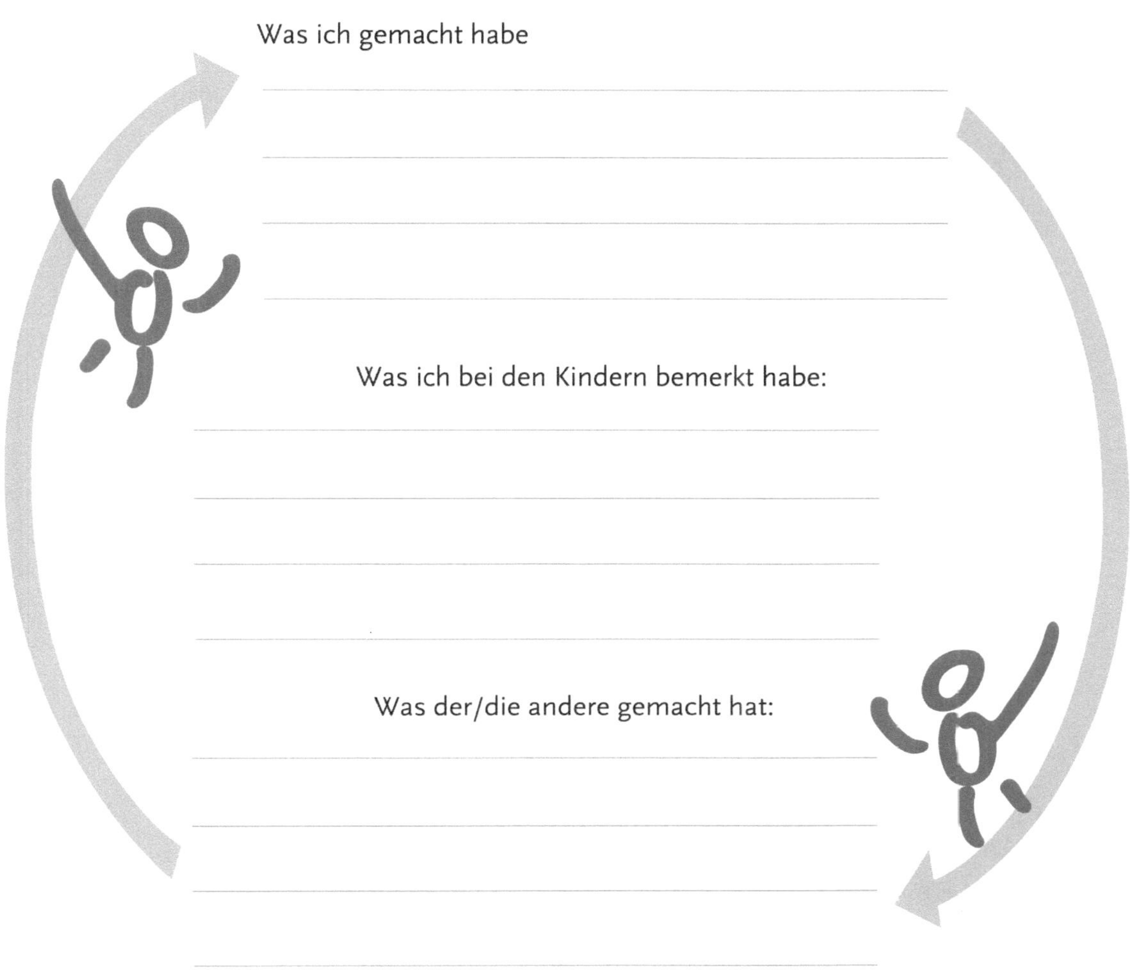

Abb. 2: Was ich gemacht habe (1)

Wenn es noch nicht geglückt ist, etwas anders zu machen als bisher, können Sie trotzdem darüber nachdenken, wie Sie es gerne anders machen würden.

Aufgabe 3.2b

Damit ich nicht immer wieder in denselben, aussichtslosen Konfliktmustern stecken bleibe, nehme ich mir vor, folgende Dinge (weiterhin) anders zu machen:

____

____

____

Aufgabe 3.2c

Nehmen Sie sich vor, die Dinge, die Sie in Aufgabe 3.2b eingetragen haben, in den kommenden Wochen umzusetzen. Denken Sie dabei daran, dass Sie das machen, weil Sie Ihren Kindern aus der Klemme helfen wollen, und dass Sie sich auch selbst befreien wollen, um Ihre Energie wieder für positive Dinge verwenden zu können. Helfen Sie sich selbst, indem Sie sich weiterhin vor Augen halten, dass diese Übung nicht bewirken kann, dass sich der andere Elternteil anders verhalten wird. Diese Übung trägt vielmehr dazu bei, dass die Kinder aus der Klemme kommen. Auch wenn der andere Elternteil weiterhin auf dieselbe Art und Weise reagiert, so haben Sie für Ihre Kinder dennoch das destruktive Kommunikationsmuster durchbrochen, indem Sie selbst anders reagiert haben. Sie befreien sozusagen auch sich selbst: Sie machen sich bei Ihrer Reaktion auf den anderen Elternteil nicht länger davon abhängig, wie der andere Elternteil reagiert, sondern Sie bestimmen wieder selbst, wie Sie reagieren, um das Wohlbefinden Ihres Kindes zu gewährleisten.

In der Gruppe werden wir Sie fragen, ob und wie Ihnen das gelungen ist und welche Auswirkungen Sie bei Ihren Kindern beobachten konnten.

Aufgabe 3.2d

Vergessen Sie nicht, Ihr Netzwerk mit einzubeziehen. Bitten Sie um Hilfe. Bitten Sie Ihr Netzwerk, mitzudenken und Ihnen Tipps zu geben, damit Sie sich nicht mehr immer wieder in diesen destruktiven Kommunikationsmustern verfangen. Dann werden Ihre Kinder spüren, dass sich die Lage entspannt und sie wieder etwas aufatmen können.

Tipps, die ich von meinem Netzwerk bekommen habe:

____

____

____

Aufgabe 3.2e

Kleine Veränderungen

Führen Sie ab jetzt ein Tagebuch über die Dinge, die sich schon ein wenig verändert haben und die Sie selbst jetzt anders machen. Halten Sie darin auch fest, was dann anders läuft. Versuchen Sie zu entdecken, was die Kinder glücklich macht.

____

____

____

Es gehören immer zwei dazu, einen Teufelskreis in Gang zu halten.

Ein Beispiel: Turnsachen

Ein Vater, den es sehr nervt, dass die Mutter ihrem achtjährigen Sohn die Turnsachen zum wiederholten Mal nicht in die Schule mitgegeben hat, denkt sich Folgendes aus: Er nimmt sich vor, sich bei der Mutter nicht mehr darüber zu beklagen und auch seinem Kind gegenüber kein Wort mehr darüber zu verlieren. Stattdessen vereinbart er mit der Klassenlehrerin, dass er in der Schule eine Tasche mit Ersatz-Turnsachen aufhängen wird – nur für alle Fälle.

Die Mutter einer 13-jährigen Tochter beschließt ebenfalls, mit dem Vater nicht mehr über das gleiche Problem zu streiten. Stattdessen spricht sie ihre Tochter selbst darauf an. Sie ist schließlich alt genug, um selbst an ihre Turnsachen zu denken. Seitdem musste ihre Tochter schon drei Mal nachsitzen, weil sie die Turnsachen vergessen hatte. »Wird ihr hoffentlich eine Lehre sein«, sagt die Mutter.

Ein Beispiel: Unerwünschte SMS-Nachrichten

Ein Vater, den die vielen SMS-Nachrichten und ellenlangen E-Mails der Mutter ganz verrückt machen, merkt, dass es zu großen Anspannungen führt, wenn er die Nachrichten ignoriert. Das Kind spürt diese Anspannung. Gemeinsam mit Personen aus seinem Netzwerk denkt er sich Folgendes aus: Seine Schwester wird ihm dabei helfen, die langen Briefe oder Nachrichten zu überfliegen und die wichtigsten Punkte herauszufiltern. Er schreibt daraufhin eine kurze Antwort. Seine Schwester überprüft diese Antwort, um zu verhindern, dass darin etwas steht, was zur Eskalation führen könnte. Danach verschickt er die Nachricht. So werden zwei Fliegen mit einer Klappe geschlagen: Der Konflikt wird deeskaliert, und das Kind muss – weil der Vater die E-Mails der Mutter nicht mehr ignoriert – nicht mehr »Brieftaube« spielen und Nachrichten von der Mutter überbringen.

Die Geschichte

Bei unserer 1. Sitzung haben wir uns mit destruktiven Kommunikationsmustern beschäftigt. In der 2. Sitzung ging es um die Folgen, die der Streit für Ihr Kind hat. Bei der 3. Sitzung werden wir uns der Geschichte zuwenden, die Ihrem Kind hilft zu verstehen, warum Sie nicht (mehr) unter einem Dach wohnen.

Michel: »Ich war acht, als sich meine Eltern getrennt haben. Das einzige, was ich am Anfang zu hören bekam, war: ›Papa und Mama streiten sich die ganze Zeit, wir haben uns nicht mehr so lieb.‹

Aber ich habe ganz einfach gespürt, dass es mehr war als nur das. Mama war sehr oft wütend, auch auf uns, und sie hat sehr schlimme Dinge über Papa gesagt. Und Papa wollte uns nie ganz bis zu Mamas Tür bringen, sodass wir mit unseren Taschen das letzte Stück immer zu Fuß laufen mussten.

Er wollte auch nie wissen, wie es bei Mama war. Mama wollte schon wissen, wie es bei Papa war, aber nach einiger Zeit traute ich mich nicht mehr, irgendetwas darüber zu sagen, weil sie immer einen negativen Kommentar dazu abgab und ich anfing, mich wie ein Verräter zu fühlen.

Inzwischen bin ich 14, und ich verstehe immer noch nichts. Mama sagt, dass Papa nur an sich selbst gedacht hat und sie immer mit uns allein gelassen hat. Papa sagt, dass sich Mama in jemand anderen verliebt hat. Ich kapiere gar nichts mehr. Sie sagen beide etwas anderes, und das macht mich auch nicht schlauer. Vielleicht komme ich ja irgendwann noch mal dahinter.«

Eva: »Was ich besonders schlimm fand, war, dass sie gesagt haben: ›Wenn du älter bist, erzählen wir dir die ganze Geschichte.‹ Inzwischen bin ich 16 und ich weiß noch immer nicht viel, nur, dass man daraus nicht schlau werden kann.«

Joris: »Meine Eltern sagen beide etwas anderes. Und das Schlimme ist, dass auch meine Oma genau das Gleiche erzählt wie meine Mutter, und dass meine Oma väterlicherseits genau das Gleiche sagt wie mein Vater. Aber irgendwas stimmt damit nicht. Wem soll ich jetzt glauben? Ich glaube nicht, dass sie kapieren, wie das für ein Kind ist – dass mich das total verwirrt.«

Flora: »Mama sagt, dass sich Papa nicht um uns kümmern kann, weil er so oft weg ist, und dass seine neue Freundin zu nichts zu gebrauchen ist. Papa sagt, dass das überhaupt nicht stimmt, was Mama uns da erzählt, und dass das gerade das Problem ist. Dass Mama uns immer aushorcht, sich überall einmischt und dass sie uns damit schadet.«

Andreas: »Ich vermisse meinen Vater und ich vermisse meine Mutter. Es ist so seltsam. Die Eltern meiner Freunde wohnen entweder zusammen oder sie sind getrennt. Aber meine Eltern haben gar nie zusammen gewohnt. Warum nicht? Und warum streiten sie dann? Papa sagt: ›Frag deine Mutter.‹ Und meine Mutter sagt: ›Frag deinen Vater.‹ In der Schule fragen mich die Kinder immer, ob meine Eltern getrennt sind. Das sind sie aber wohl nicht. Was soll ich dann sagen?«

Für Kinder ist es wichtig, dass sie eine zusammenhängende Lebensgeschichte haben.

Vom Wert einer zusammenhängenden Lebensgeschichte
Eine zusammenhängende Lebensgeschichte sorgt für psychisches Wohlbefinden und eine gesunde Entwicklung der Identität. Die Trennungsgeschichte der Eltern ist ein wichtiger Bestandteil dieser Lebensgeschichte. Weil sie aber miteinander streiten, erzählen Eltern oft auf sehr unterschiedliche Weise, warum sie sich getrennt haben. Oft geben sie sich gegenseitig die Schuld. Den Kindern fehlt dadurch eine stimmige Geschichte. Sie hören zwei »Wahrheiten«, die einander widersprechen, und das verwirrt sie. Mama sagt: »Papa will dich nicht sehen, er hat zu viel zu tun.« Papa sagt: »Ich sehe dich so selten. Mama erlaubt wohl nicht, dass du öfter zu mir kommst.« Das bringt das Kind ganz durcheinander. Lügen die Eltern etwa?

Schreiben Sie Ihrem Kind einen Brief

Sie beide haben eine Erklärung dafür, warum Ihre Beziehung gescheitert ist. Wahrscheinlich trägt in dieser Erklärung der andere Elternteil durch seine Fehler die größte Schuld, während Sie selbst sich eher als Opfer sehen. Daraus ist eine Geschichte entstanden, die Sie anderen Leuten schon oft erzählt haben. Für die Kinder und andere nahestehende Personen sind Ihre beiden Geschichten nebeneinander aber sehr verwirrend, weil sie einander untergraben. Deshalb möchten wir, dass Sie eine Geschichte über Ihre Trennung schreiben, in der die andere Person nicht an allem schuld ist und ihre Würde nicht verletzt wird. Im Folgenden beschreiben wir, wie das geht.

Schreiben Sie Ihrem Kind einen Brief, in dem Sie erklären, warum Sie nicht (mehr) zusammenleben. Falls Ihr Kind noch sehr jung ist, versuchen Sie sich vorzustellen, dass Ihr Kind schon etwas älter ist, so um die 12 Jahre.

Schreiben Sie jeweils Ihren eigenen Brief, und tun Sie dies allein.

Fassen Sie kurz zusammen, warum Sie als Eltern nicht (mehr) zusammenleben. Erklären Sie in einfachen Worten, wie es dazu gekommen ist. Tun Sie dies auf eine Art und Weise, die für Ihr Kind nicht verwirrend ist oder die ihm unangenehm wäre, würden Sie ihm den Brief vorlesen. Versuchen Sie auch zu verhindern, dass Ihr Kind sich durch Ihre Worte schuldig fühlt und glaubt, Sie hätten sich seinetwegen getrennt.

Wichtig ist, dass in diesem Brief an Ihr Kind die Würde beider Eltern gewahrt bleibt. Es ist in Ordnung, wenn daraus hervorgeht, dass Sie verschieden sind und möglicherweise auch unterschiedliche Gründe für das Ende Ihrer Beziehung haben.

Auf keinen Fall sollten Sie in Ihrem Brief aber der anderen Person die Schuld an allem geben, sie in ein schlechtes Licht rücken, ihr alles Mögliche vorwerfen, sie lächerlich machen oder sie als Vater bzw. Mutter des Kindes ablehnen.

Versuchen Sie, den Brief so zu schreiben, dass der andere Elternteil ihn sich anhören kann. Formulieren Sie die Sätze so, dass Ihre guten Absichten darin erkennbar sind. Schließlich sind Sie Ihrem Kind damit auch ein Vorbild: Sie signalisieren ihm mit diesem Brief, dass Sie die Würde des anderen Elternteils achten können und dies auch wollen, obwohl die Situation schwierig und schmerzhaft ist und Sie sich uneinig sind. Zeigen Sie, dass Sie die andere Person als Vater bzw. Mutter Ihres Kindes anerkennen, auch wenn Sie nicht mehr zusammen unter einem Dach leben. Sie dürfen anderer Meinung sein: Damit können Kinder gut umgehen, solange Ihre unterschiedlichen Ansichten nicht dazu führen, dass Sie den anderen Elternteil schlechtmachen.

Schreiben Sie Ihre Geschichte also auf respektvolle Art und Weise. Bringen Sie sich selbst, Ihrem Kind und der anderen Person in ihrer Eigenschaft als Vater oder Mutter Achtung entgegen. Erst dann entsteht eine Geschichte, die Ihr Kind erzählen kann, wenn es gefragt wird: Warum haben sich deine Eltern getrennt? Warum sind sie nicht mehr zusammen? Diese Frage wird Ihr Kind nämlich noch oft in seinem Leben beantworten müssen. Viele Kinder beschäftigt diese Frage, auch wenn niemand danach fragt. Viele haben Probleme damit. Diese Frage beeinflusst, wie Kinder über Beziehungen denken werden, und wenn sie einmal älter sind und selbst Beziehungen eingehen, können sie sich dadurch verwirrt und verunsichert fühlen.

Schreiben Sie also eine Geschichte, mit der Ihr Kind leben und aufwachsen kann; die es nicht an Beziehungen zweifeln lässt; die verhindert, dass Ihr Kind sich dafür schämt oder schuldig fühlt, weil es beide Eltern – Sie beide – aus tiefstem Herzen liebt.

Lesen Sie Ihre Geschichte einigen Personen aus Ihrem sozialen Netzwerk vor und überprüfen Sie dann nochmals, ob sich der andere Elternteil diese Geschichte anhören kann und ob Ihr Kind sich darin »zu Hause fühlen« und dadurch eine innere Ruhe finden kann. Die Geschichte soll Unterschiede anerkennen, gleichzeitig aber auch die Spannung lösen, die bei Ihrem Kind nur Verwirrung gestiftet hat.

Bei der dritten Sitzung bekommen Sie die Gelegenheit, Ihren Brief einer kleinen Gruppe aus drei Elternpaaren vorzulesen. Sorgen Sie dafür, dass das Vorlesen des Briefes nicht mehr als fünf, allerhöchstens sieben Minuten in Anspruch nimmt. Falls Ihr Brief länger ist, kürzen Sie ihn mithilfe von Personen aus Ihrem Netzwerk auf die wichtigsten Inhalte. Alle Briefe werden besprochen.

Es ist nicht beabsichtigt, dass Sie den Brief Ihrem Kind oder Ihren Kindern tatsächlich schon vorlesen oder geben. Das ist vorerst noch nicht das Ziel, Sie haben später noch genug Zeit dafür. Zunächst einmal wird der Brief Zeit brauchen, um zu »reifen«.

Nehmen Sie den Brief zur 3. Sitzung mit!

Jede Person wird bei der 3. Sitzung ihren Brief vorlesen. Wir werden zwei Gruppen bilden, die aus je drei Elternpaaren bestehen. Sie werden also beieinandersitzen und den Brief Ihres Expartners oder Ihrer Expartnerin hören.

Liebe Sophie,

Als Mama und ich uns kennenlernten, waren wir noch ziemlich jung. Ich habe noch studiert, und Mama hat an der Grundschule schon als Lehrerin gearbeitet. Dadurch, dass sie gearbeitet hat, konnte ich mein Studium fertigmachen, dafür bin ich ihr sehr dankbar. Uns ging es gut miteinander und wir hatten viel Spaß zusammen. Wir mochten die gleiche Musik, haben gemeinsam gezeltet und viel mit Freunden unternommen. Wir waren gerade erst zusammengezogen, als sich herausstellte, dass Mama schwanger war: Du warst unterwegs. Das war eine große, aber auch sehr schöne Überraschung, denn wir waren sofort ganz verrückt nach dir. Du warst ein unkompliziertes Baby. Mama ging arbeiten, und ich blieb mit dir zu Hause, denn ich studierte ja noch. Mama war natürlich eifersüchtig, weil sie wegen ihrer Arbeit nicht so viel bei dir sein konnte wie ich. Wenn ich für eine Prüfung sehr viel zu tun hatte, kam Oma, um auf dich aufzupassen. Oma kennt dich sehr gut, und du warst oft bei ihr. Als ich mit dem Studium fertig war, fand ich sofort Arbeit bei der Vermittlungsagentur, bei der ich auch heute noch arbeite. Mama hat ab dem Zeitpunkt weniger gearbeitet, damit sie mehr bei dir sein konnte. Und ab dem Zeitpunkt begannen wir zu streiten. Wenn ich zu Hause war, wollte ich viel mit dir machen, aber Mama fand, dass ich zu wild mit dir war oder dass ich dich nicht früh genug ins Bett brachte. Und ich fand, dass Mama sich zu sehr wie eine »Chefin« verhielt, als wäre ich ihr Angestellter. Dich haben unsere Streitereien bestimmt sehr belastet, das ist mir bewusst, und es tut mir sehr leid. Du bist nicht schuld an diesen Streitereien, das waren Mama und ich, wir haben viele Fehler gemacht. Am Ende hatten wir nur noch Streit. Es ging einfach nicht mehr. Dann bin ich ausgezogen. Zuerst in die kleine Wohnung, und jetzt in das neue Haus. Und da habe ich Anna kennengelernt, und jetzt lebe ich mit ihr zusammen. Mama und ich haben nach der Trennung nicht aufgehört zu streiten, und das ist nicht gut für dich. Ich hoffe wirklich, dass wir damit aufhören können. Ich werde alles dafür tun, damit es so wird. Denn ich liebe dich und ich werde dich immer lieben.

Dicker Kuss, dein Papa

Mit Ihrem Netzwerk

Lesen Sie Ihren Brief Personen aus Ihrem Netzwerk vor. Überprüfen Sie nochmals, ob der andere Elternteil sich die Geschichte so anhören kann und ob Ihr(e) Kind(er) damit leben und zur Ruhe kommen können. Kürzen Sie Ihren Brief, falls es länger als fünf Minuten dauert, ihn vorzulesen. Holen Sie sich dabei, wenn nötig, Hilfe bei Ihrem Netzwerk. Kinder bevorzugen eher kurze und eindeutige Geschichten.

Nehmen Sie den Brief ausgedruckt oder von Hand geschrieben zur 3. Sitzung mit.

Es ist nicht beabsichtigt, dass Sie den Brief Ihrem Kind jetzt schon geben oder vorlesen. Dafür ist später noch genug Zeit. Der Brief wird Zeit brauchen, um zu »reifen«.

Die Tragik des Lebens

Viele Streitpunkte werden nie gelöst, weil die Unterschiede zwischen den Eltern einfach zu groß sind. Studien haben gezeigt, dass 69 % aller zwischenmenschlichen Streitpunkte – auch in sehr guten Beziehungen – unlösbar sind. In diesen Punkten denkt man also einfach anders. Trotzdem verursachen diese unlösbaren Streitthemen viel Anspannung, Unzufriedenheit, Kummer und Schmerz.

»Warum sieht er nicht ein, dass es nicht mehr so weitergehen kann?«

»Warum versteht sie nicht, dass ich damit einfach nicht einverstanden sein kann?«

Die Aussicht, dass sich manche schmerzhafte Konflikte nie lösen lassen werden, gehört für alle zur Tragik des Lebens. Jeder muss mit der Tatsache leben lernen, dass die eigenen Eltern nicht perfekt waren bzw. sind: Eltern haben ihre guten und ihre schlechten Seiten, trotzdem sind die meisten Eltern gut genug. Kinder müssen mit den Eltern, die sie nun mal haben, leben lernen; auch Eltern müssen mit den Kindern, die sie haben, leben lernen; Kinder müssen mit den Geschwistern, die sie haben, leben lernen; Expartner müssen mit ihren Expartnern leben lernen; und Stiefeltern müssen mit ihren Stiefkindern leben lernen und umgekehrt. Die Liste ließe sich beliebig fortsetzen. Menschen, die damit leben können, dass eine Situation nun mal so ist, wie sie ist, und die akzeptieren können, dass man vieles eben nicht ändern kann, haben ein besseres Leben.

»Ich habe nur noch meine Kinder. Und sie werde ich auch noch verlieren, wenn ich dieser Frau gegenüber auch nur mehr ein kleines bisschen nachgebe! Das werde ich nicht zulassen, ich werde nicht nachgeben. Ich werde mich nicht nach ihr richten, ich bleibe bei meinem Standpunkt.«

»Die Zusammenarbeit mit meinem Ex ist wirklich total festgefahren, seine Standpunkte sind so extrem, da kommt man einfach nicht durch. Er will mich kaputt machen!«

Den Mut zu haben, dass man der Tragik des Lebens ins Auge blickt, bedeutet zu akzeptieren, dass man nicht alles beeinflussen kann. Dass man die andere Person nicht kontrollieren kann. Dass es sein kann, dass sich die andere Person vielleicht nie ändern wird, und dass man damit immer wieder konfrontiert werden wird. Dass dies ein unveränderbarer Teil der Tragik ist. Dass man nur ändern kann, wie man sich selbst dazu verhält. Und zwar so, dass es für die Kinder leichter wird. Das ist es, was an diesem Programm vermutlich am allerschwierigsten, zugleich aber auch am befreiendsten ist. So können auch die Kinder lernen, mit der Tragik des Lebens umzugehen. Sie haben nun mal die Eltern, die sie haben – mit all ihren guten und auch verletzlichen Seiten.

Durch diese Sichtweise wird es möglich, zu relativieren: die Dinge in Farbe zu sehen anstatt in Schwarz-Weiß. Durch diese Sichtweise kann man den Kummer und Schmerz zulassen, indem man anerkennt, dass das Leben anders gelaufen ist, als man erhofft hatte. Und dadurch wird es möglich, Kompromisse zu finden, durch die alle zur Ruhe kommen können – auch wenn es nicht die ideale Lösung zu sein scheint.

»Meinem Gefühl nach habe ich nur noch meine Kinder. Ich hätte wirklich nie gedacht, dass es so kommen würde. Als ich mit diesem Programm angefangen habe, dachte ich die ganze Zeit: Wie ist es bloß möglich, dass wir hier gelandet sind? Aber es ist so und nicht anders. In unserer Beziehung ist viel schiefgegangen, das ist sehr schmerzhaft für uns beide – und auch für die Kinder.«

»Die Zusammenarbeit mit meinem Ex ist wirklich total in die Sackgasse geraten. Aber ich kann ihn nicht ändern, das wäre illusorisch, und das weiß ich jetzt. Es ist sehr schade, dass das Leben so gelaufen ist. Wir hatten unterschiedliche Erwartungen, und die haben sich nicht erfüllt. Es bringt nichts, jemandem die Schuld dafür zu geben. Schon gar nicht vor den Kindern. Es ist besser, wenn ich mich auf das konzentriere, was trotzdem gut ist.«

Tipps für alle getrennten Eltern – von Mark Tuitert

Mark Tuitert ist niederländischer Eisschnellläufer und Europameister. Und er ist Botschafter für das Programm *Kinder aus der Klemme.*

Für mich kam es **wie aus heiterem Himmel**, dass sich meine Eltern trennten. Als Kind hatte ich das nie für möglich gehalten. Es gab zwar Streit, aber gestritten wurde doch überall, oder? Als ich achtzehn war, ließen sich meine Eltern scheiden. Ich stand als Eisläufer kurz vor dem Durchbruch und zog, zusammen mit meinen zwei jüngeren Brüdern, zu meiner Mutter.

Für Kinder ist diese Situation schwer, man fühlt sich in seiner Liebe und Loyalität zu beiden Eltern zerrissen. Die Stimmung bei uns zu Hause war oft ganz schön explosiv. Zu meinem Vater hatte ich nach der Scheidung fünf Jahre lang kaum Kontakt.

Was mich am meisten störte, war, dass meine Eltern wie Kleinkinder aufeinander reagierten – mit allem, was dazugehört: Sie waren unvernünftig, wütend, haben maßlos übertrieben. All das habe ich mit angesehen. Ich habe mich furchtbar darüber geärgert. Manchmal stand **eine Mauer zwischen meinen Eltern**, und es gab keinen, der sie einreißen wollte.

Deshalb möchte ich allen Eltern gerne ein paar Tipps geben:

- Reagiert nicht sofort. Ihr seid die Erwachsenen, also benehmt euch auch so. Der Schmerz, den ihr als Eltern spürt, ist und bleibt euer eigener. Und so schwer es auch sein mag: Haltet eure Kinder da raus!
- Verlangt nie von euren Kindern, sich für einen von euch beiden entscheiden zu müssen. Gebt vor euren Kindern niemals ein Urteil über den anderen Elternteil ab! Kinder machen sich schon ihr eigenes Bild, gebt ihnen den Freiraum, das auf ihre eigene Art und Weise zu tun.
- Vereinbart Regeln dafür, wie ihr streitet. Streitet nicht, wenn die Kinder in der Nähe sind, und sollte das doch einmal passieren, trefft eine Vereinbarung, dass ihr euch vor euren Kindern wieder versöhnt. Das hat einen großen Einfluss darauf, wie diese in die Zukunft blicken werden.

Habt **für die Gefühle eurer Kinder offene Ohren**, aber überfordert sie nicht. Erklärt ihnen, welche Entscheidungen ihr trefft und warum ihr das tut. Aber belastet eure Kinder nicht mit eurem Gefühlsleben. Schiebt eure eigenen Emotionen (vorübergehend) beiseite, ihr teilt sie besser mit Freunden und Verwandten.

Zum Glück ist die Verbindung zu meinem Vater, gegen die ich mich anfangs gewehrt hatte, wieder zustande gekommen. Jetzt läuft alles besser als je zuvor, und inzwischen bin ich selbst Vater von Anna (5) und Tom (3) geworden. Die Trennung meiner Eltern hat mich viel Energie gekostet, aber ich habe auch viel daraus gelernt. Ich habe gesehen, wie schwierig es ist, seine Gefühle zu kontrollieren – oft scheint es fast unmöglich. Und dennoch ist es so wahnsinnig wichtig ...

Liebe Grüße, Mark Tuitert

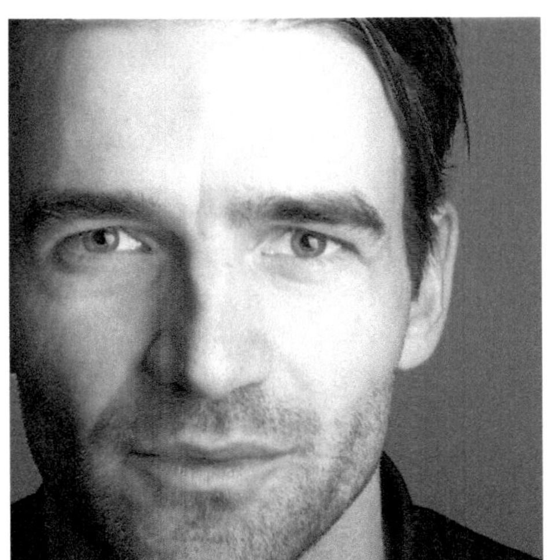

Aufgaben für die 4. Sitzung

Ziele

Überarbeiten Sie Ihren Brief. Möglicherweise helfen Ihnen dabei die Rückmeldungen, die Sie in der 3. Sitzung bekommen haben.

Einige Aufgaben dienen zur Vorbereitung auf die 4. Sitzung. Zu dieser Sitzung sollen Sie Gegenstände mitnehmen, die die positiven Eigenschaften des anderen Elternteils als Vater oder Mutter *symbolisieren. Außerdem werden wir beginnen, uns mit Problemen bezüglich Ihrer Kinder zu beschäftigen, die Sie selbst noch nicht zufriedenstellend lösen konnten.*

Symbole

Bisher haben wir viel über Dämonisierung und Konfliktmuster gesprochen. Wenn man allerdings positive Entwicklungen unterstützt, können Veränderungen öfter, früher und schneller eintreten.

Studien zufolge ist es für Kinder sehr wichtig, dass man die guten Seiten des anderen Elternteils sehen kann und auch darüber spricht. Die Kinder lernen auf diese Weise, dass ihre Eltern zwar auch mal Fehler machen, dass sie aber trotzdem ihre guten und starken Seiten haben.

Unsere Untersuchungen haben auch gezeigt, wie wichtig es ist, dass die Eltern sich selbst und dem anderen Elternteil vergeben. Es ist wichtig, dass man den Expartner wieder als einen Menschen mit seinen guten und weniger guten Seiten sehen kann, und auch die Personen im eigenen Umfeld sollten diesen Schritt tun. Es ist nicht immer einfach zu vergeben. Trotzdem muss es möglich sein, an der anderen Person etwas Schätzenswertes zu finden. Sollte Ihnen das nicht gelingen, versetzen Sie sich in die Lage Ihres Kindes: Was sieht er oder sie?

Aufgabe 4.1a

Suchen Sie höchstens zwei kleine Gegenstände, mithilfe derer Sie etwas Positives über den anderen Elternteil, in seiner Eigenschaft als Mutter oder Vater, sagen können.

Zum Beispiel: »Diesen runden Stein habe ich mitgebracht, weil er für mich symbolisiert, wie er als Vater immer wie ein Fels in der Brandung steht, jedem Wetter trotzt und immer da ist, wenn die Kinder Sport machen. Dabei ist er unverwüstlich, und das ist toll für die Kinder.«

Es kann auch ein Gegenstand sein, mit dem eine Geschichte verbunden ist. Zum Beispiel: »Dieses Ding habe ich zu Hause gefunden, es ist ein ... Als unsere Tochter einmal übers Wochenende wegfahren sollte, hat sie ihr dieses Ding mitgegeben, nur für den Fall, dass sie Heimweh bekommt. Das fand ich von ihr als Mutter sehr lieb und fürsorglich. So ist sie immer noch.«

Der Gegenstand kann auch für Dinge aus dem alltäglichen Leben stehen: ein Ball für gemeinsames Spielen; ein Löffel für »gut Kochen«, damit die Kinder gesund essen; ein Buch für »Vorlesen« – alles ist möglich, solange es mit dem Vater- bzw. Muttersein des Expartners zu tun hat.

Brauchen Sie dafür eine ausführlichere Erklärung? Dann lesen Sie den Vertiefungsteil über Symbole.

Aufgabe 4.1b

Diese Symbole habe ich gefunden:

____

____

____

Damit möchte ich Folgendes über das Glück sagen, das meine Kinder mit ihrem Vater/ihrer Mutter haben:

____

____

____

Aufgabe 4.1c

Nehmen Sie die Gegenstände, die Sie ausgesucht haben, zur 4. Sitzung mit!

Über Symbole

Von früheren Teilnehmern an diesem Programm wissen wir, dass dies für sie eine wichtige, aber manchmal auch sehr schwierige Aufgabe war. Bei dieser Aufgabe macht man der anderen Person ein Kompliment für ihre Eigenschaften als Mutter oder Vater. Das ist gar nicht so leicht, wenn man schon seit Jahren das Gefühl hat, dass der andere einem eigentlich das Leben schwer macht oder alles falsch macht. Für die Kinder ist es aber von großer Bedeutung, dass Sie den anderen noch als einen Elternteil anerkennen, der gut genug ist. Kinder brauchen das. Diese Aufgabe machen Sie für die Kinder.

Bedenken Sie, dass es bei dieser Aufgabe nicht um die Beziehung geht, die Sie miteinander hatten, sondern um Ihr Dasein als Eltern. Fragen Sie sich Folgendes: »Über welche Eigenschaft oder Qualität des anderen Elternteils können die Kinder froh sein?«

Kinder müssen lernen, dass niemand vollkommen gut oder vollkommen schlecht ist – vor allem, wenn es um ihre Eltern geht (siehe Anhang 1).

Richard (11 Jahre): »Sie hat, glaube ich, nicht bemerkt, dass ich mithörte, aber ich fand es echt schön zu hören, wie Mama zu Oma gesagt hat, dass Papa immer mit mir zum Fußball geht und dafür sorgt, dass ich rechtzeitig dort bin.«

Emma (8 Jahre): »Papa hat zu mir gesagt, er findet, dass sich Mama wirklich gut um uns kümmert und dass er sich da gar keine Sorgen macht. Ich fand es schön, dass er etwas Nettes über sie gesagt hat.«

Leon (13 Jahre): »Ich habe nie Lust darauf, zu Papa zu gehen. Ich finde es nicht gut, dass ich dorthin muss: Er hat ja doch immer so viel zu tun, und wir machen fast nichts miteinander. Meistens sind meine kleine Schwester und ich dann mit seiner neuen Freundin allein. Mama weiß das, aber sie sagt nie etwas Schlechtes darüber. Das finde ich dann doch wieder nett von ihr. Oft sagt sie: ›Wenn es dir dort nicht gefällt, dann rede doch mal selbst mit ihm darüber. Er hat nun mal viel zu tun, aber er wird dir bestimmt zuhören, das kann er.«

Suchen Sie sich am besten einen Gegenstand aus, der etwas kürzlich Geschehenes symbolisiert; etwas, was Sie in diesem Moment an der anderen Person als Elternteil schätzen.

Es kann auch etwas Humorvolles sein.

»Diesen Lachsack habe ich mitgebracht, weil Jan immer lustige Witze macht und die Kinder zum Lachen bringt.«

Es können auch Dinge sein, die für eine gute Erinnerung stehen, die das Kind mit diesem Elternteil verbindet.

»Diese Ansichtskarte habe ich mitgebracht, weil sie im Urlaub immer alles Mögliche mit den Kindern gemacht hat. Das kreative Talent haben sie wirklich von ihr.«

Es kann auch ein Gegenstand sein, der mit einer Geschichte verbunden ist.

> *»Das hier habe ich zu Hause gefunden, es ist ein Plüschtier. Als unsere Tochter einmal übers Wochenende wegfahren sollte, hat sie ihr dieses Plüschtier mitgegeben, nur für den Fall, dass sie Heimweh bekommt. Das fand ich von ihr als Mutter sehr lieb und fürsorglich.«*

Alle möglichen Gegenstände sind erlaubt, solange sie als Symbol dienen können. Manche Eltern suchen sich auch zuerst ein Symbol aus und denken dann darüber nach, was sie damit über den anderen Elternteil sagen könnten.

Aufgabe 4.2a

Feedback über Ihren Brief

Sie haben Ihren Brief in der Gruppe vorgelesen. Die anderen Eltern, die auf den Kinderstühlen saßen, haben Ihnen Feedback gegeben, indem sie näher oder weiter weg gerückt sind oder indem sie auf derselben Stelle geblieben sind. Sind die »Kinder« näher gekommen? Können Sie in der linken Spalte eintragen, womit das zu tun hatte? Sind sie bei bestimmten Worten oder Sätzen weiter weggerückt? Können Sie dazu in der rechten Spalte etwas eintragen? Sind sie vielleicht still sitzen geblieben? Was hatte das zu bedeuten?

näher	**gleich geblieben**	**weiter weg**

Aufgabe 4.2b

Noch einmal lesen

Lesen Sie sich Ihren Brief noch einmal durch, am besten mit einer Person aus Ihrem sozialen Netzwerk. Überprüfen Sie, ob Sie daran noch Änderungen vornehmen wollen oder ob Sie den Brief so, wie er ist, gut finden.

Zur Vorbereitung auf die 4. Sitzung

Aufgabe 4.3a

Ungelöste Probleme

Denken Sie gemeinsam mit den Personen aus Ihrem sozialen Netzwerk darüber nach, welches Problem Sie gerne bei einer der kommenden Sitzungen besprechen würden. Es sollte um etwas gehen, worüber Sie schon länger nachdenken, etwas, was Sie beschäftigt. Etwas, wovon Sie meinen, dass es für Sie beide als Eltern im Umgang mit Ihren Kindern wichtig ist. Wählen Sie ein eher kleines, begrenztes Problem. Es wäre viel zu komplex, etwa die Umgangsregelung bei der Sitzung besprechen zu wollen. Geeignet sind Themen wie Kleidung, unterschiedliche Regeln oder Abmachungen für bestimmte Feiertage.

Notieren Sie hier höchstens drei Probleme, die Sie einbringen möchten. Bitten Sie anschließend alle Personen aus Ihrem Netzwerk, mit Ihnen darüber nachzudenken, ob diese Probleme zu groß sind oder nicht.

Beim Gruppentreffen werden wir diese Probleme besprechen. Das tun wir auf eine bestimmte Art, die wir bei dem Treffen erklären werden. Während wir die Probleme in der Sitzung besprechen, suchen wir nach Möglichkeiten, wie man ruhig bleiben und einander weiter zuhören kann, auch wenn man sich darüber überhaupt nicht einig ist.

Besprechen Sie mit Ihrem Netzwerk, wie Sie ein Problem so behandeln können, dass Sie beide wirklich weiterkommen. Es geht nicht darum, dass eine Lösung gefunden werden muss – das gelingt bei Weitem nicht immer. Es ist auch schön, wenn sich etwas weiterentwickelt und wer weiß: Vielleicht finden Sie ja doch eine Lösung.

Vater: »Wenn ich dich richtig verstehe, möchtest du, dass die Kinder am Muttertag bei dir sind, und es ist sehr schwer für dich, dass der Muttertag auf ein Wochenende fällt, an dem sie laut Vereinbarung bei mir sein sollen.«

> *Mutter: »Ich kann gut verstehen, dass du Tom am Wochenende länger sehen willst, er ist so ein lieber Junge.«*

Ein Beispiel

Ein Vater erzählt, dass sein Sohn bei ihm immer sagt, er wolle öfter und länger bei ihm sein, doch von der Mutter hört er, dass ihr Sohn bei ihr sagt, er wolle gar nicht zu seinem Vater. Früher hätte er deshalb einen Streit vom Zaun gebrochen, doch jetzt möchte er anders an die Sache herangehen. Er bringt dieses Problem bei der Gruppensitzung zur Sprache. Gemeinsam mit einer Person, die ihn unterstützt, kommt er zu dem Schluss, dass sie, die Eltern, dieses Problem jetzt nicht lösen können. Er beschließt, das seinem Sohn auch so zu sagen, ohne seine Mutter in ein schlechtes Licht zu rücken. Und er gibt seinem Sohn den Rat, dass er mit seiner Mutter sprechen und ihr seine Wünsche mitteilen soll.

Die Eltern, die bei *Kinder aus der Klemme* mitmachen, besprechen sehr unterschiedliche Probleme. Es geht um den Urlaub, um Kleidung, die ungewaschen zurückkommt, um Omas Geburtstag oder um die Ernährung der Kinder.

Denken Sie beim Besprechen der Probleme immer an die Kinder. Hier üben Sie, wie Sie über schwierige und oft emotional beladene Themen reden und gleichzeitig an Ihre Kinder denken können. Das ist notwendig, weil Kinder die Spannung, die durch diese Probleme erzeugt wird, auch dann spüren können, wenn sie nicht zu Zeugen von Auseinandersetzungen werden.

Sie sollen bei diesem Gespräch einen Zugang suchen, mit dem es Ihnen gelingt, anders an das Problem heranzugehen. Die folgenden Themen, zu denen Sie schon Übungen gemacht haben, sind dabei wieder relevant:

- die Kinder im Blick behalten (was macht es mit den Kindern?)
- dafür sorgen, dass destruktive Kommunikationsmuster nicht wieder aktiv werden.

Aufgabe 4.3b

Die nächsten Schritte

Besprechen Sie mit den Personen aus Ihrem Umfeld, was Sie tun können, um sich aus dem Streit herauszuhalten.

Senden Sie den Therapeuten der Elterngruppe gut eine Woche vor dem folgenden Treffen eine E-Mail, in der Sie eine Aufgabe beschreiben, die Sie sich selbst gestellt haben. Was möchten Sie üben, um die Situation für Ihre Kinder zu verbessern? Das kann alles Mögliche sein, solange es etwas ist, was Sie selbst beeinflussen können.

Zum Beispiel:
Möglich: Ich werde darauf achten, im Umgang mit dem anderen Elternteil freundlich zu bleiben. – Das ist möglich, weil Sie das selbst beeinflussen können.

Nicht möglich: Ich werde warten, bis mich der andere Elternteil respektvoll behandelt. – Das geht nicht, weil Sie selbst keinen Einfluss darauf haben.

Vertiefungskapitel: Eskalieren und Deeskalieren

Dieses Zusatzkapitel haben wir eingefügt, um der folgenden Frage mehr Aufmerksamkeit zu schenken: Warum schaukeln sich Spannungen immer wieder hoch, und warum ist es so schwierig, dem zu entkommen?

In diesem Kapitel behandeln wir das Stress-System. Es verdeutlicht, warum man in bestimmten Situationen, oder bei bestimmten Reaktionen, so wütend oder ängstlich werden kann, oder warum man völlig erstarrt und gar nichts mehr spürt.

Wir haben dazu auch Aufgaben erstellt. Indem Sie diese Aufgaben Schritt für Schritt erledigen, werden Sie lernen, wie das Stress-System funktioniert und was Ihre wichtigsten wunden Punkte und Auslöser sind. Sie werden lernen, wie Sie sich selbst beruhigen können. So können Sie den destruktiven Konfliktmustern besser entkommen. Diese Aufgaben können Sie in den kommenden Wochen erledigen, doch auch nach Abschluss dieses Programms können sie Ihnen dabei helfen, nicht in die Konfliktmuster zurückzufallen.

Eskalierende Konflikte

Nach den ersten paar Sitzungen beginnen viele Eltern, sich zu fragen, was sie tun können, um ihre Situation zu verbessern, und wie sie *alle* aus der Klemme kommen können. Um damit weiterzukommen, müssen wir uns zuerst mit Eskalationen beschäftigen: Warum eskalieren bestimmte Konflikte immer und immer wieder?

Ein Beispiel: Peter und Susanne

Susanne soll, wie vereinbart, ihre Kinder Jonas (10 Jahre) und Laura (8 Jahre) am Samstag um 10 Uhr zu deren Vater bringen. Peter hat vor, mit den Kindern ins tropische Schwimmbad zu gehen, und er hat sich dort mit einem Freund und dessen Kindern verabredet.

Susanne muss Jonas erst noch abholen, weil er bei einem Freund übernachtet hat. Als sie dort ankommt, laufen Jonas und Tom noch im Pyjama herum und sind in ihr Spiel vertieft. Mia, Toms Mutter, lädt Susanne auf eine Tasse Kaffee ein und sagt den Jungen, sie sollen sich anziehen. Die Stimmung ist gemütlich, Laura hat auch zu spielen begonnen, und sie verlieren die Zeit aus den Augen. Plötzlich schreckt Susanne auf: Es ist halb elf. Sie treibt Jonas an, damit er sich schnell anzieht: »Wir müssen zu Papa, mach schnell, wir kommen zu spät!« Ihre Anspannung überträgt sich auf die Kinder. Mia ist erstaunt: »Entspann dich, es ist doch Samstag, Peter ist doch kein Diktator. Die Kinder spielen doch gerade so schön, so soll es doch sein ...«

Um 11 Uhr fährt Susanne gestresst ab und hat dabei Mias Worte im Kopf: »Er kann das doch auch mal ein bisschen entspannter sehen, er muss sich doch nicht aufführen wie ein Diktator, er verdirbt alles.« Im gleichen Zeitraum ist Peter zunächst irritiert, weil sie um 10:00 Uhr noch nicht da sind; um 10:30 Uhr ist er sehr verärgert und um 11:00 Uhr wird er wütend. Das macht sie nur, um mich zu ärgern, denkt er. Sie gönnt es mir nicht, dass ich auch mal einen schönen Tag mit den Kindern verbringe. Sie muss schon wieder alles verderben.

Als Susanne um Viertel nach elf mit den Kindern ankommt, ist er rasend vor Wut. Er hat seinen Freund angerufen und ihm gesagt, dass er nicht mehr ins Schwimmbad kommt, und er macht Susanne heftige Vorwürfe. Die Kinder sind dabei und ziehen den Kopf ein. Als Laura zu weinen beginnt, nimmt Peter Laura und Jonas mit ins Haus, und Susanne fährt weg. Laura weint noch lauter und sagt: »Ich hab mich noch nicht von Mama verabschiedet.« Jonas tröstet sie.

Ein Beispiel
Sehen Sie sich Abbildung 3 an. Dieses Beispiel zeigt, was geschehen kann.

Ereignis
Was geschieht
Der andere kommt zu spät

Gedanke(n)	**Gefühl(e)**
Was ich denke	Was ich fühle
Na toll, auf mich nimmt wieder mal niemand Rücksicht, und die Kinder müssen schon wieder warten.	*Anfangs spüre ich Gereiztheit, die, je später es wird, in Wut übergeht.*

Verhalten
Was ich tue
Ich rege mich immer mehr auf, und wenn die andere Person dann kommt, mache ich ihr heftige Vorwürfe und werde dabei sehr laut.

↓

Folgen
Was danach geschieht
Wir beginnen, im Beisein der Kinder zu streiten und stehen einander schimpfend gegenüber. Danach sprechen wir kein Wort mehr miteinander und wir tun so, als ob es den anderen nicht mehr gäbe.

Abb. 3: Ein eskalierender Konflikt

Für beide Eltern kann ein solches Schema erstellt werden. Oft lösen die Elternteile beim anderen etwas aus. Auch für die Kinder kann man ergänzen, was das Ereignis ist, wie sie es erleben, was sie denken, was sie fühlen, was sie tun und welche Auswirkungen das hat. All diese Muster verflechten sich ineinander und verstärken sich gegenseitig.

Vertiefungsaufgabe 1

Ergänzen Sie Abbildung 4 für sich selbst. Dadurch lernen Sie, besser zu verstehen, wie Konflikte eskalieren. Denken Sie dabei an eine konkrete Situation.

Ereignis
Was geschieht

Gedanke(n)
Was ich denke

Gefühl(e)
Was ich fühle

Verhalten
Was tue ich

Folgen
Was danach geschieht

Abb. 4: Ereignis – Folgen

Eskalation, Toleranzfenster, Traumatisierung und Deeskalation

Ein Beispiel

Susanne und Peter begannen, heftig zu streiten, als Susanne viel später als verabredet bei Peter ankam. Susanne hatte Angst vor Peters Wut, aber sie war auch verärgert (»Warum muss er sich immer so aufregen und alles kaputtmachen, es war doch gerade so nett«). Peter hatte das Gefühl, dass Susanne ihn ärgern wollte, ihm einen schönen Tag mit den Kindern nicht gönnte und dass sie mit Absicht zu spät kam. Dadurch fühlte er sich nicht ernst genommen – so, als nähme man auf ihn keine Rücksicht.

Für Susanne ist der Auslöser, dass der andere wütend wird, und für Peter ist der Auslöser, dass er sich nicht ernst genommen fühlt. Oft ist es so, dass diese Auslöser an weiter zurückliegende Erfahrungen anknüpfen. Das können Erfahrungen sein, die man während der Beziehung, in früheren Beziehungen oder in den Kinderjahren gemacht hat. Zum Beispiel kann Susanne einen älteren Bruder gehabt haben, der früher oft wütend wurde und die Stimmung zu Hause verdarb. Und auch in ihrer Beziehung mit Peter hatte sie sich mit dessen Wutausbrüchen schwergetan. Diese Erfahrungen haben sich gehäuft und ihre Empfindlichkeit verstärkt. Peter hat sich im Laufe seines Lebens oft verkannt gefühlt, sowohl von seinen Eltern als auch von seinem Arbeitgeber. Und in der Beziehung mit Susanne hatte er immer das Gefühl, dass er sich an sie anpassen musste, und dass sie auf ihn keine Rücksicht nahm. Auch bei ihm hat sich dieses Gefühl immer mehr verstärkt.

Aufgrund dieser Empfindlichkeiten ist die Schwelle sehr gering, dass sich zwischen Susanne und Peter Konflikte entzünden, die dann schnell eskalieren.

Bei zunehmender Frustration und Wut sind Menschen zunächst verärgert, dann werden sie wütend und am Ende rasten sie aus. In der Angstvariante sind Menschen zunächst wachsam und auf der Hut, bekommen dann Angst, geraten in Panik und rasten am Ende auch aus. Oft vermischen sich Wut und Angst auch miteinander.

Wenn man sich nicht rechtzeitig beruhigt, nimmt die Eskalation ihren Lauf und versetzt den Körper in Alarmbereitschaft. Blutdruck und Puls steigen, Muskelanspannung und Stresshormone nehmen zu, und die Atmung wird flacher und schneller. Die Gehirnregionen, die fürs »Überleben« zuständig sind, werden aktiviert. Mit dieser Reaktion sorgt der Körper dafür, dass man sich verteidigen kann. Der Körper ist bereit zu kämpfen, die Flucht zu ergreifen oder wie gelähmt zu erstarren. Als Überlebensstrategien sind diese Gehirnreaktionen ziemlich nützlich, denn wenn Leib und Leben in Gefahr sind, sollte man einschätzen können, ob man den Angreifer etwa mit einer Eisenstange attackieren sollte, ob man durch eine offen stehende Tür fliehen oder sich doch lieber tot stellen sollte. In Beziehungsfragen sind diese Reaktionen hingegen überhaupt nicht hilfreich, im Gegenteil: Kämpfen, Fliehen und Erstarren verstärken die destruktiven Kommunikationsmuster, und sie gefährden die Sicherheit der Kinder, der Eltern und des Netzwerks.

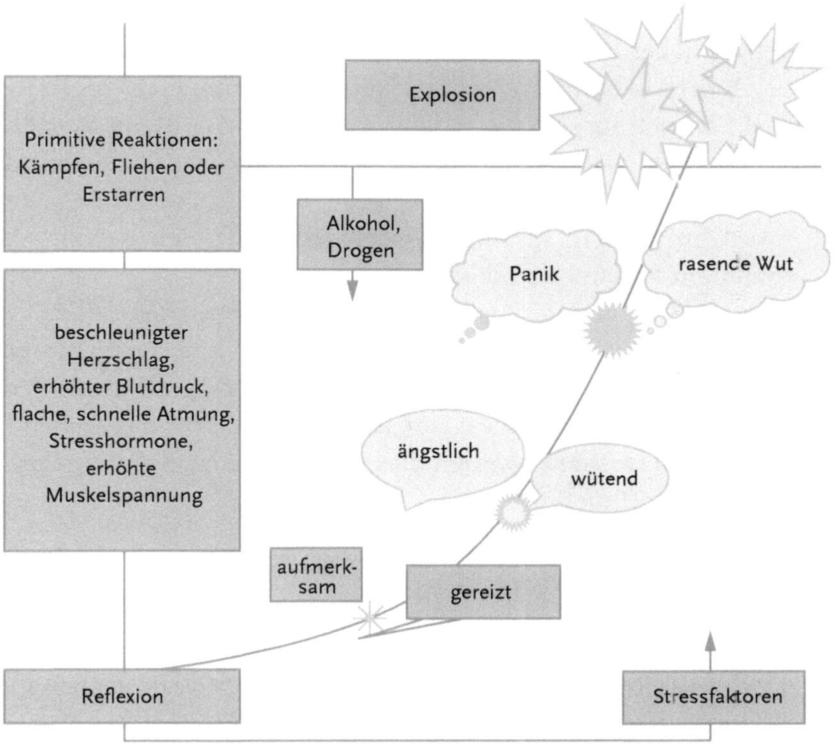

Abb. 5: Eskalierende Konflikte (van Lawick 2014)

Wie schnell und wie heftig die Gefühle und das Verhalten eines Menschen eskalieren, hängt mit dem individuellen *window of tolerance* zusammen: Damit ist das »Fenster« gemeint, innerhalb dessen Personen ihre Emotionen regulieren, mit anderen in Verbindung bleiben, zuhören und Lösungen finden können. Wenn die Möglichkeit zur Regulierung der eigenen Gefühle durch ein Trauma oder emotionalen Schmerz beeinträchtigt ist – das Toleranzfenster also klein ist –, reagieren Menschen schneller mit Kampf, Flucht oder Erstarren (englisch: *fight, flight or freeze*).

Ein Beispiel

Bei wütenden Reaktionen ist Susannes Toleranzfenster nicht groß. Wenn jemand wütend wird, wird sie schnell gestresst. Oft erstarrt sie und manchmal geht sie schnell weg oder sie verschließt sich (Fliehen). Peter ist nicht sehr tolerant, wenn er das Gefühl hat, dass man keine Rücksicht auf ihn nimmt und er nicht beachtet wird. Er wird dann schnell sehr wütend (Kämpfen). Peters Wut ist ein Auslöser für Susanne, und wenn sich Susanne zurückzieht, ist das ein Auslöser für Peter.

So geht es vielen Eltern, die in eine konflikthafte Trennung verwickelt sind. Oft haben sie in ihrer Beziehung mit dem anderen Elternteil viele schmerzhafte und schockierende Erfahrungen gemacht. Manchmal haben auch traumatische Erfahrungen aus früheren Beziehungen oder aus der Kindheit etwas damit zu tun.

Es ist bekannt, dass Menschen, die schockierende oder traumatische Dinge erlebt haben, ziemlich heftig reagieren, wenn sie sich bedroht fühlen. Ihr Alarmsystem ist in bestimmten Bereichen sehr empfindlich eingestellt, sodass der Alarm sehr schnell ausgelöst wird. Sie werden schnell wütend, ängstlich oder abweisend. Dieses Verhalten kann dann bei jemand anderem – dessen Alarmsystem möglicherweise auch sehr empfindlich ist – wiederum sehr heftige Reaktionen auslösen.

Wenn man in der Kindheit viel Schlechtes erlebt hat oder wenn die Beziehung mit dem Partner über längere Zeit hinweg destruktiv und manchmal von Gewalt geprägt war, kann es auch vorkommen, dass man schlechte Gedanken über sich selbst entwickelt, die sehr schnell zu heftigen Emotionen führen. Diese »negativen Überzeugungen« oder auch Glaubenssätze entsprechen der Wirklichkeit meistens gar nicht oder zumindest nur teilweise. Auf rationaler Ebene weiß man das oft auch, und trotzdem werden diese Gedanken schnell ausgelöst und führen sofort zu heftigen Emotionen.

Ein Beispiel

Frank ist ohne jeglichen Kontakt zu seinem Vater aufgewachsen. Er hat einen negativen Glaubenssatz entwickelt: »Väter sind für Kinder nicht wichtig.« Ich bin ein Vater, also bin ich nicht wichtig. Wenn Olga etwas über seine Beziehung zu den Kindern sagt, denkt er sofort, sie hielte ihn als Vater für nicht wichtig, und das stresst ihn und regt ihn auf. Er gerät außerhalb seines »Toleranzfensters« und kann nun weder gut zuhören noch reflektieren. Er kann sich nicht mehr in die andere Person hineinversetzen, sondern er kämpft, flieht oder erstarrt.

Gülsüm hat sich in ihrer Kindheit oft verlassen gefühlt und wurde auch in ihren ersten Beziehungen oft verlassen. Sie lebt mit dem negativen Glaubenssatz: »Ich werde ja doch immer wieder verlassen, ich bin den anderen egal.« Wenn Murat auf ihre Fragen und E-Mails nicht reagiert, wird diese Grundüberzeugung ausgelöst, und das führt zu heftigen Gefühlsausbrüchen.

Diese Eltern reagieren mit ihren Überlebensstrategien, sie kämpfen, fliehen oder erstarren: Die destruktiven Muster werden wieder aktiv, und die Eltern verfangen sich darin – und die Kinder sitzen in der Klemme.

Zu *deeskalieren und sich rechtzeitig zu beruhigen* ist daher ein wichtiger Schritt, mit dem sich destruktive Muster außer Kraft setzen lassen. Eltern, die es gelernt haben, destruktive Muster und emotionale Eskalationen rechtzeitig zu erkennen, können diese stoppen und sich zuerst beruhigen, bevor sie weitere Schritte unternehmen. Vielleicht fragen sie dann erst mal, was die andere Person meint. Außerdem können sie ihre Reaktion aufschieben und zuerst in Ruhe darüber nachdenken, wie sie reagieren wollen. Auf diese Art und Weise können sie dafür sorgen, dass die Umgebung für ihre Kinder sicher wird und dass die Kinder nicht die gleichen schmerzhaften Erfahrungen machen müssen, die die Eltern mit sich herumtragen. Dies ist wohl einer der wichtigsten Gründe dafür, warum man lernen sollte, wie man sich rechtzeitig beruhigt und den Kontakt aufrechterhält.

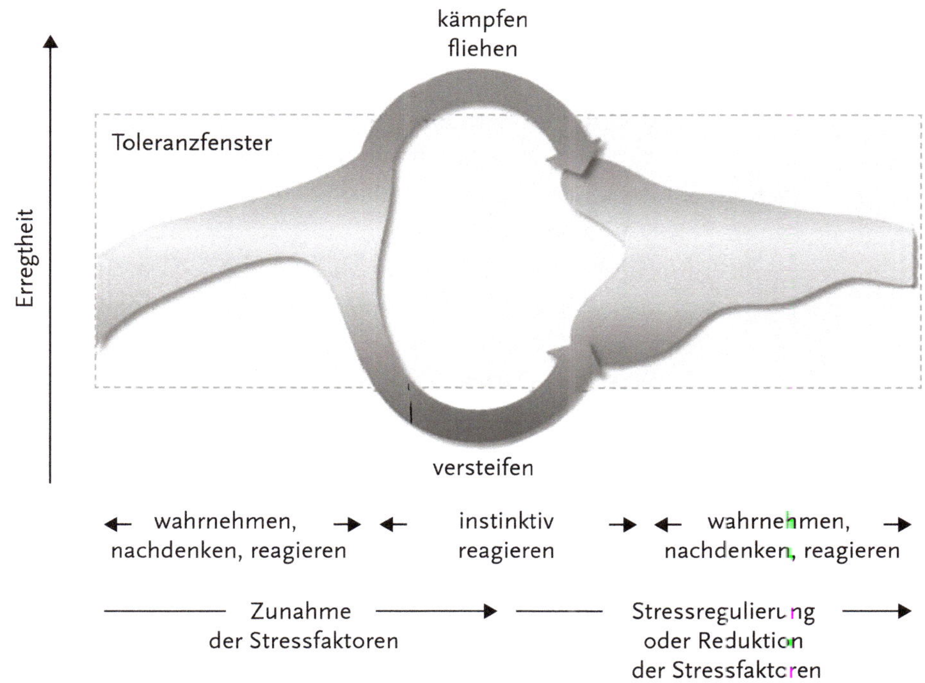

Abb. 6: Der Toleranzrahmen (© Niels de Nies)

Da wir nun erklärt haben, warum Konflikte immer wieder außer Kontrolle geraten, was dies mit schlechten Erfahrungen zu tun hat, die sich in Körper und Geist festgesetzt haben, und wie man reagiert, wenn die Anspannung steigt, möchten wir Sie bitten, über Ihr eigenes Toleranzfenster nachzudenken.

Der Verletzlichkeitszyklus

Dass Konflikte manchmal andauern, hat also damit zu tun, dass die Eltern beim jeweils anderen etwas auslösen und auf die wunden Punkte des anderen drücken. Das bewirkt, dass man kämpft (wütend wird), flieht (Angst bekommt) oder erstarrt (blockiert) – von Person zu Person ist das verschieden. All das sind Bewältigungsstrategien (BS), mit denen man auf einen Auslöser bzw. eine Verletzlichkeit (V) reagiert. Wir sprechen deshalb auch von einem »Verletzlichkeitszyklus« (s. Abb. 7).

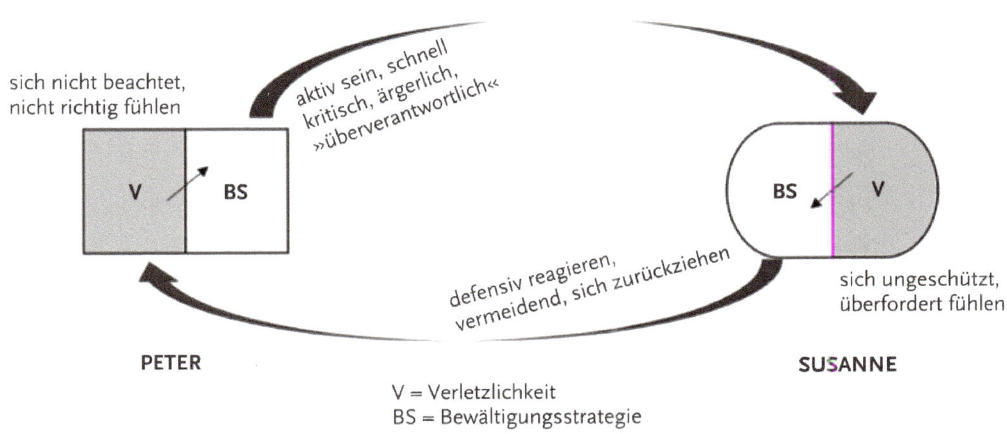

Abb. 7: Der Verletzlichkeitszyklus (Scheinkman e. Fishbane 2007)

Ein Beispiel

Wenn Peter befürchtet, dass er nicht beachtet wird, man keine Rücksicht auf ihn nimmt und ihn ausschließt (seine Verletzlichkeit), dann geht er automatisch zu seiner Bewältigungsstrategie über: Er wird wütend und verschafft sich Gehör, indem er Susanne anruft und sie bedrängt. Susanne fühlt sich durch Peters Wut und sein Drängen überfordert, und sie geht automatisch zu ihrer Bewältigungsstrategie über, indem sie sich zurückzieht und erstarrt. Man kann diese Situation auch anders herum in Gang setzen: Susanne hat Angst, Peter könnte wütend werden, und zieht sich zurück. Das löst bei Peter eine Reaktion aus, weil er sich nicht beachtet fühlt – er wird wütend. Daraus entsteht ein Teufelskreis ohne Anfang und Ende.

Vertiefungsaufgabe 2a

Welche Verletzlichkeiten und Auslöser nehmen Sie bei sich selbst wahr?

In diesen Punkten bin ich verletzlich oder empfindlich:

___

Das sind meine Auslöser:

___

Das sind meine Reaktionen (Bewältigungsstrategien):

___

Fragen Sie auch die Personen in Ihrem Umfeld, welche Verletzlichkeiten, Auslöser und Reaktionen sie bei sich selbst und bei Ihnen wahrnehmen. Notieren Sie diese hier:

___

Vertiefungsaufgabe 2b

Wann waren Sie das letzte Mal wütend auf den anderen Elternteil oder wann wurden Sie tief getroffen oder bekamen Angst? Können Sie diesen Vorfall mit dieser Theorie verbinden? Können Sie zum Beispiel Ihren eigenen Verletzlichkeitszyklus zeichnen? Können Sie sich selbst darin auch verstehen und akzeptieren? Und können Sie vielleicht auch erkennen, dass die andere Person aus einer Verletzlichkeit heraus reagiert?

Zeichnen Sie hier Ihren eigenen Verletzlichkeitszyklus (lesen Sie dazu Anhang 2).

Vertiefungsaufgabe 2c

Erforschen Sie Ihre eigenen Reaktionen
Achten Sie in den kommenden Tagen auf Ihre eigenen Reaktionen und erkunden Sie, wie empfindlich Sie auf bestimmte Handlungen oder Reaktionen von anderen reagieren.

- Finden Sie heraus, wann Sie Ihre Gefühle nicht mehr gut im Zaum halten können.
- Finden Sie heraus, wann es Ihnen gelingt, sich zu beruhigen und die Konfliktmuster zu vermeiden.

Sich beruhigen

Man kann nicht immer verhindern, dass man durch etwas, was ein anderer sagt, tut oder nicht tut, an einem wunden Punkt getroffen wird. Trotzdem kann man lernen, die eigene Reaktion aufzuschieben, sich rechtzeitig zu beruhigen und zu entspannen. Wenn Sie bemerken, dass Sie angespannt werden, fragen Sie sich, was Sie tun können, um wieder ruhiger zu werden. Manche Menschen lenken sich ab, indem sie sich eine Beschäftigung suchen, oder sie hören Musik, um sich zu beruhigen. Andere holen sich bei einer Vertrauensperson Unterstützung, und wiederum andere ziehen sich zurück und brauchen eine kurze Auszeit ganz für sich allein.

Wissen Sie, was Sie beruhigt?

Vertiefungsaufgabe 3

Was beruhigt mich?
Das macht mich ruhig:

____

____

____

oder das:

____

____

____

Vertiefungsaufgabe 4

Wie übe ich, eine Reaktion aufzuschieben?

Eine Reaktion aufzuschieben heißt: bewusst *nicht* aktiv werden. Dabei kann der folgende Gedanke unterstützend wirken: Ich muss nicht jetzt gleich reagieren, das geht auch später noch.

Bewusst *nicht* aktiv werden, kann bei Folgendem helfen:

- eine impulsive Reaktion vermeiden (bis 10 zählen)
- sich nicht zu unüberlegten Taten hinreißen lassen, die Sie später bereuen könnten
- Zeit gewinnen, damit man sich durch gezielte Maßnahmen aus dem Konfliktmuster heraushalten kann
- verhindern, dass eine Situation eskaliert
- die Ruhe bewahren, und dadurch wieder klar denken zu können
- in Ruhe darüber nachdenken, was eine mögliche Reaktion für Ihr Kind bedeuten würde
- loslassen und akzeptieren, dass man nicht alles, sondern nur das eigene Verhalten kontrollieren kann.

Diese Woche werde ich bewusst üben, nicht sofort zum Handeln überzugehen.
Ich nehme mir Folgendes vor:

____

____

____

Vertiefungsaufgabe 5

Beschreiben Sie ein Ereignis aus der vergangenen Woche, bei dem die Anspannung zugenommen hat und wo es Ihnen gelungen ist, sich rechtzeitig zu beruhigen und innerhalb Ihres Toleranzfensters zu bleiben.

____

____

____

____

____

Was haben Ihre Kinder davon mitbekommen? Und was haben Sie bei den Kindern bemerkt, als Ihnen das gelang?

____

____

____

____

____

Fragen Sie auch die Personen aus Ihrem Netzwerk, ob sie wissen, was Sie beruhigt und was Ihnen hilft. Schreiben Sie das hier auf:

____

____

____

____

____

____

____

Eine Mutter: »Meine Mutter hat mir erzählt, sie könne sich noch daran erinnern, dass ich ruhiger wurde, wenn ich für eine Weile auf mein Zimmer ging und dort Musik hörte.«

Ein Vater: »Als ich meine jetzige Freundin fragte, musste sie lachen und hat gesagt: ›Du musst einfach nur ein bisschen durch die Gegend rennen, dann bist du wieder ein ganz anderer Mensch.‹«

Eine Mutter: »Meine Schwester wusste sofort, was ich meinte, und sie sagte, dass ich für einen Augenblick niemanden in meiner Nähe haben darf.«

Ein Vater: »Mein Freund hat erzählt, dass es ihn beruhigt, wenn er hinausgeht und mit dem Hund eine Runde dreht. Da dachte ich: Das könnte ich auch mal versuchen.«

Aufgaben für die 5. Sitzung

Ziele

Ziel dieser Aufgaben ist es, andere Reaktionsmöglichkeiten einzuüben, damit Sie aus den destruktiven Mustern herausfinden können. Viele Eltern fragen sich, was sie tun können, wenn sich der andere Elternteil nicht ändert. Man hat absolut keine Kontrolle darüber, was der andere tut oder sagt. Wie man auf das Verhalten der anderen Person reagiert, kann man aber sehr wohl bestimmen.

Aufgabe 5.1

Lesen Sie den Text über die Illusion der Kontrolle.

Die Illusion der Kontrolle

Für manche getrennte Eltern ist es schwierig, in ihrer Beziehung zum anderen Elternteil ein neues Gleichgewicht zu finden. Oft gibt es noch viele Probleme, die für Spannungen sorgen – Spannungen, die dazu führen, dass man gemeinsam in destruktiven Kommunikationsmustern gefangen bleibt. Solche Muster sind, wie wir wissen, Gift für Beziehungen und in der Folge auch Gift für eine gute Zusammenarbeit als Eltern. Sie sorgen dafür, dass gute Absichten unerkannt bleiben, weil Misstrauen und Argwohn überhandnehmen. Man hofft immer weniger, dass sich jemals noch etwas ändern wird, und fühlt sich immer machtloser.

Um aus dieser scheinbar aussichtslosen Situation herauszukommen, suchen Eltern nach Lösungen. Zwei Reaktionen kommen häufig vor:

1. Man versucht, mit allen möglichen Mitteln zu erreichen, dass sich die andere Person ändert: Zum Beispiel übt man Druck aus, stellt Forderungen, verklagt die Person, schreibt ihr ein bestimmtes Verhalten vor, drängt ihr den eigenen Willen auf etc.
2. Man setzt alles daran, der anderen Person gegenüber nicht entgegenkommend zu sein: Zum Beispiel geht man ihr aus dem Weg, ignoriert sie, meidet sie, man verweigert die Zusammenarbeit, reagiert ausweichend auf bestimmte Angelegenheiten oder untergräbt diese etc.

Die Gefahr dabei ist, dass die Unstimmigkeiten zwischen den beiden Elternteilen überbetont werden und dass der eine Elternteil das Verhalten des anderen nur noch als feindselig und inakzeptabel erlebt. Auf diese Art und Weise bleiben die destruktiven Muster erhalten, und es droht die Gefahr, dass Konflikte nicht zur Ruhe kommen, sondern weiter eskalieren. Im schlimmsten Fall kann dies in eine Spirale der (emotionalen) Gewalt ausarten.

Die Illusion der Kontrolle aufgeben

Man kann auch einen anderen Weg gehen. Dieser Weg beruht auf der grundlegenden Erkenntnis, dass wir einen anderen Menschen nicht dazu zwingen können, etwas zu tun, wenn er dem nicht zustimmt. Dabei tut es nichts zur Sache, ob es sich um ein Familienmitglied, einen Freund, einen Kollegen, ein Kind oder einen Expartner handelt. Es ist sinnlos, von einer Person zu fordern, dass sie mit einem von uns nicht gewünschten Verhalten aufhört, wenn diese Person die Mitwirkung verweigert. Den Gedanken, es stünde in unserer Macht, jemand anderem unseren Willen aufzuzwingen, nennen wir »die Illusion der Kontrolle.«.

Dahingegen ist es sehr wohl möglich, dass wir unsere Aufmerksamkeit weg vom Verhalten der anderen Person und hin zu unserer eigenen Einstellung und unserem eigenen Verhalten lenken. Wir können den Beschluss fassen, uns zu dem, was der andere sagt oder macht – und womit wir nicht einverstanden sind, wovor wir Angst haben oder was wir als ungerecht empfinden –, anders zu verhalten. Wenn wir uns darauf konzentrieren, was wir selbst anders machen können, geben wir »die Illusion der Kontrolle« auf! Dann hören wir damit auf, das Leben des anderen beherrschen oder unseren Vorstellungen unterwerfen zu wollen. Dadurch bekommt die andere Person wieder Luft, und gleichzeitig können auch wir selbst uns von der (versuchten) Kontrolle durch die andere Person befreien. Auf diese Art und Weise kann man den Teufelskreis aus Feindseligkeit, Kontrollieren-Wollen und gegenseitiger Abhängigkeit von der Mitwirkung des anderen durchbrechen. Und so unlogisch es auch klingen mag: Dadurch wächst die Chance, dass Sie beide als Eltern »gut genug« zusammenarbeiten können.

Ein Experiment

Es ist nicht einfach, auf einmal nicht mehr den anderen, sondern sich selbst ins Visier zu nehmen. Außerdem erfordert das Verändern von Verhaltensweisen viel Übung, Anstrengung und Ausdauer. Wenn es Ihnen gelingt, Ihre eigenen Reaktionen zu verändern, hat dies zur Folge, dass das immer wiederkehrende Muster mit großer Wahrscheinlichkeit durchbrochen wird und Sie sich weniger machtlos fühlen werden – auch wenn sich am Verhalten des anderen vorläufig noch nichts ändert. Das Gefühl, selbst das Ruder in der Hand zu haben, wird zunehmen und zwar da, wo es um Ihr eigenes Leben und Ihr eigenes Tun und Handeln geht. Loslassen hat auch damit zu tun, dass man sich *wirklich* trennt (siehe Anhang 3).

Damit das *Wirklich-Loslassen* gelingt, ist der vielleicht wichtigste Baustein, dass Sie selbst bei dem andauernden Streit nicht mehr mitmachen und dass Sie Verhaltensweisen aufgeben, die die andere Person als provozierend oder sogar als bedrohlich empfindet. Das ist absolut entscheidend! Es bedeutet, Sie dürfen nicht mehr drohen oder schimpfen; keine gehässigen Bemerkungen mehr machen; nicht mehr provozieren, beschuldigen oder schlecht über den anderen reden; der anderen Person nicht mehr nachstellen; den anderen nicht mehr ignorieren; keine Vorwürfe mehr äußern; Pläne nicht mehr untergraben; der anderen Person nicht mehr ausweichen ... Kurzum: Sie müssen mit all dem aufhören, wovon Sie auch selbst nicht wollen, dass es Ihnen geschieht. Das ist unglaublich schwer, weil es der eigenen Intuition komplett widerspricht – es fühlt sich oft an wie Nachgeben oder Aufgeben. Wenn es Ihnen schwerfällt, auf diesem Gebiet die Selbstbeherrschung zu wahren, dann hilft Ihnen möglicherweise folgendes Mantra: »*Schmiede das Eisen, wenn es kalt ist.*« Damit meinen wir, dass Sie in jeder Situation die Möglichkeit haben, Ihre Reaktion aufzuschieben und später darauf zurückzukommen –

dann, wenn Sie wieder einen kühlen Kopf haben. Es geht nicht ums Gewinnen, sondern ums Durchhalten. Das bringt Ihnen und Ihren Kindern wieder etwas Ruhe, sodass Sie aufatmen können. Das erfordert Selbstbeherrschung, Übung und Beharrlichkeit.

Ein weiterer wichtiger Baustein ist, dass Sie die andere Person nicht »dämonisieren«. Dämonisieren bedeutet, dass Sie im anderen Elternteil nichts Gutes mehr erkennen können. Sie gelangen sozusagen immer mehr zu der Überzeugung, dass der andere nur darauf aus ist, Ihnen das Leben schwer zu machen. Die schönen Momente, die Sie gemeinsam erlebt haben, treten immer mehr in den Hintergrund, und was der Überzeugung widerspricht, der andere hätte nichts als schlechte Absichten, wird nicht mehr gesehen oder wird ignoriert. Ihnen fällt beim besten Willen nichts Positives mehr über den anderen Elternteil ein, und wenn Sie die Personen, die Ihnen sehr nahe stehen, danach fragen, können auch sie manchmal nichts Positives mehr finden. Auch das verstärkt bei Ihnen wiederum das Bild, dass der andere zu nichts taugt.

Anstatt anzunehmen, dass der andere sich Ihnen (und Ihren Kindern) gegenüber bewusst und absichtlich negativ verhält, entscheidet man sich besser dafür, den anderen Elternteil als einen Menschen zu betrachten, der in Erziehungsfragen andere Entscheidungen trifft und eine abweichende Meinung darüber hat, was für die Kinder gut oder schlecht ist – ohne dies als »richtig« oder »falsch« zu bewerten. Wie wir schon erwähnt haben, ist der Mittelweg nämlich Eltern, die »gut genug« sind weitaus besser als der endlose Streit darüber, wer es am besten macht. Auch das gelingt mit einem kühlen Kopf besser.

Ein dritter wichtiger Baustein ist, dass Sie die Personen aus Ihrem eigenen Umfeld – Ihre Familie, Ihre Freunde, Ihren neuen Partner – um Hilfe und Unterstützung bitten, damit Sie es schaffen durchzuhalten. Es ist wichtig, dass Sie den anderen erzählen, was Sie sich vorgenommen haben, und dass Sie die Personen in Ihrem Umfeld »coachen«, damit auch sie keine Anschuldigungen mehr aussprechen; nicht mehr sofort reagieren, wenn sie etwas als ungerecht empfinden; und damit auch sie die Ruhe bewahren. Sie bitten Ihre Vertrauenspersonen um Unterstützung, damit sie Ihnen dabei helfen, diese neue Reaktionsweise über längere Zeit hinweg durchzuhalten.

Während dieses Experiments ist es wichtig, dass Sie dem anderen Elternteil und seinem Netzwerk gegenüber freundlich und respektvoll bleiben.

All diese kleinen Gesten – zum Beispiel »grüßen statt den Blick abwenden«, »nett statt gereizt sein«, und »freundlich sein statt kurz angebunden reagieren« – nehmen die Kinder wahr und registrieren sie als etwas Schönes. Das sagen sie uns immer wieder.

Aufgabe 5.2

Einfluss – kein Einfluss

Erstellen Sie nun eine Liste von Dingen, die Sie beeinflussen können, und eine Liste von Dingen, auf die Sie keinen Einfluss haben, die bei Ihnen vielleicht aber dennoch Stress erzeugen.

Das kann ich nicht beeinflussen:	Das kann ich beeinflussen:

Sehen Sie sich nun die Spalte mit Dingen an, die Sie beeinflussen *können*. Wählen Sie einige Punkte aus, die Sie in der kommenden Woche aktiv üben werden:

Welche Veränderungen werden die Kinder bemerken?

Was meinen Sie: Was bedeutet das für Ihre Kinder?

Einen Brief schreiben

Mithilfe eines Briefs können Sie Ihrem Expartner mitteilen, was Sie beschlossen haben. Sie beschreiben darin, was Sie ab jetzt anders machen werden. Zunächst müssen Sie sich allerdings auf das Schreiben dieses Briefs vorbereiten.

Die Vorbereitung besteht aus drei Schritten:

1. Sie beginnen mit einer Aufgabe, die Sie sich selbst stellen. Schreiben Sie auf ein Blatt Papier, was Sie in Zukunft anders machen wollen. Beachten Sie dabei den ersten wichtigen Baustein im Text »Ein Experiment«: Richten Sie die Aufmerksamkeit auf sich selbst und hören Sie auf, sich »eskalierend« zu verhalten. Das Ergebnis sollte eine Liste mit Verhaltensweisen sein, die Sie selbst beeinflussen können.
2. Danach gehen Sie der Frage nach, welche Situationen Sie am meisten belasten, wie Sie sich in diesen bis jetzt verhalten haben und was Sie in Zukunft anders machen könnten. Bedenken Sie dabei nochmals, dass Sie den Teufelskreis nicht durchbrechen können, indem Sie immer auf die andere Person zeigen. Sie können einen Teufelskreis nur durchbrechen, wenn Sie selbst anders reagieren.
3. Klären Sie schließlich für sich, welche Situationen wirklich wichtig sind und Priorität haben, und welche Dinge warten können oder überhaupt keine Aufmerksamkeit mehr verdienen. Bei Letzteren beschließen Sie, dass Sie sich nicht mehr davon aus der Ruhe bringen lassen. Sie lassen diese Dinge an sich abgleiten oder zählen bis zehn. Vielleicht kommen Sie später einmal dazu, sich diesen Dingen zu widmen, doch jetzt stehen sie nicht auf dem Programm.

   Besprechen Sie diese drei Schritte auch mit den Personen aus Ihrem engsten Umfeld, Ihrem Partner, Ihrer Familie, Ihren Freunden und anderen vertrauten Personen. Es ist wichtig, diesen Personen zu erzählen, dass Sie das tun, um es den Kindern zwischen ihren beiden Eltern leichter zu machen und eine andere und entspanntere Atmosphäre für sie zu schaffen. Sagen Sie Ihren Vertrauenspersonen, dass sie Ihnen dabei helfen können, indem sie sich in die gleiche Richtung bewegen wie Sie. Bestimmt können sie Sie dabei gut unterstützen.

Der Aufbau des Briefes

Nun sind Sie bereit, den Brief zu schreiben. Ihr Brief besteht aus fünf Abschnitten bzw. Absätzen:

1. Zu Beginn schreiben Sie über die Dinge, die Sie an der anderen Person als Vater oder Mutter schätzen – dies schließt an die Aufgabe für die 4. Sitzung an, bei der Sie mithilfe von Symbolen etwas Gutes über den anderen Elternteil gesagt haben.
2. Als Nächstes schreiben Sie darüber, was Sie in Zukunft nicht mehr tun werden und was Sie sich im Umgang mit der anderen Person vornehmen. Das sind jene Dinge, die Sie beeinflussen können und für die Sie sich selbst entscheiden – aus Respekt dem anderen Elternteil und den Kindern gegenüber.
3. Dann schreiben Sie auf, wie Sie sich anders verhalten werden, wenn es um Dinge geht, die Sie nicht direkt beeinflussen können. Sie beschreiben also, wie Sie Ihr Verhalten ändern werden, und zwar aufgrund der Einsicht, dass Sie die andere

Person nicht ändern und ihr nicht vorschreiben können, wie sie sich verhalten soll.

4. Als Viertes nennen Sie jene Personen, die Sie um Unterstützung gebeten haben, damit Sie es dauerhaft schaffen, den anderen nicht mehr ändern zu wollen.
5. Zum Schluss schreiben Sie über Ihre Hoffnung, dass Sie in Zukunft bei Ereignissen, die für die Kinder wichtig sind, wieder gemeinsam anwesend sein können. Schreiben Sie auch über Ihre Zuversicht, dass es Ihnen beiden gelingen wird, die Kinder in einer gesunden Atmosphäre aufwachsen zu lassen – auch wenn Sie beide verschieden sind und in Erziehungsfragen unterschiedliche Meinungen haben.

Ein Beispiel für den Aufbau des Briefes (mit Beispielsätzen)

Liebe/r …

Was ich an dir als Vater/Mutter schätze, ist, dass …

Was die Kinder betrifft, bin ich froh darüber, dass du …

Ich glaube, die Kinder haben in den folgenden Punkten wirklich Glück mit dir als Vater/Mutter: …

Aber zwischen uns läuft noch nicht alles wirklich gut. Ich will alles dafür tun, damit sich das ändert. Ich weiß, dass ich oft … (Verhalten benennen).

Ich habe mir vorgenommen, das nicht mehr zu machen. Ich werde nicht mehr … Und ich werde auch nicht mehr … (Schuld zuweisen, Vorschriften machen, Vorwürfe machen, unfreundlich sein …).

Stattdessen werde ich … (Dinge, von denen Sie wissen, dass sie der anderen Person wichtig sind, und von denen die Kinder finden, dass ihre Eltern sich dann »normal« verhalten).

Deshalb habe ich beschlossen, dass ich dich weiterhin ganz normal grüßen werde, dass ich freundlich zu dir sein werde und dass ich den Kindern gegenüber respektvoll über dich sprechen werde. Ich werde dich auch nicht mehr mit Nachrichten überhäufen. Nur in Situationen, wo es wirklich wichtig ist, werde ich dir eine SMS oder eine Nachricht auf WhatsApp schicken.

Ich kann dich nicht dazu zwingen, dass du die Urlaubszeiten regelst; dass du die Kinder pünktlich zurückbringst; dass du deine Voicemail-Nachrichten abhörst und darauf reagierst; dass du die Kinder an meinem Geburtstag zu mir kommen lässt; dass du mich nicht mehr anrufst; dass du mich nicht mehr verklagst. Es hat keinen Sinn, von dir zu verlangen, dass bei dir dieselben Regeln gelten wie bei mir *und dass du mit den Kindern auf genau die gleiche Art und Weise umgehst, wie ich das will. Ich habe beschlossen, dass ich mich in dieser Hinsicht nicht mehr so machtlos fühlen will und dass ich ab jetzt anders reagieren werde.*

Ich habe mir vorgenommen, dass ich nicht mehr streiten werde. Wenn ich eine Frage oder eine Bitte habe, werde ich dich das wissen lassen. Ob du darauf eingehst oder nicht, liegt bei dir. Wenn ich dir etwas mitteilen möchte, werde ich dich anrufen, dir eine E-Mail senden, oder dir, wenn nötig, einen Brief schicken oder in den Briefkasten werfen. Ich habe keinen Einfluss darauf, ob du das Telefon abnimmst, die Nachrichten liest oder die Post öffnest, aber ich habe dich dann jedenfalls informiert und auf dem Laufenden gehalten.

Außerdem habe ich beschlossen, dass ich deine Briefe/E-Mails weglegen werde, wenn sie bedrohlich klingen oder du mir darin Vorschriften machst. Auf E-Mails, in denen es um praktische Dinge geht, werde ich dahingegen schon antworten. Ich bin nicht dazu bereit zu akzeptieren, dass du oder dein Anwalt mir verbieten, am Rand des Sportplatzes zu stehen, wenn es dein Wochenende ist. Allerdings habe ich auch beschlossen, dass ich das lieber nicht mehr tue, wenn es bei den Kindern zusätzliche Spannungen verursacht. Das bedeutet, dass ich auch bei anderen Anlässen, wenn du mich wissen lässt, dass meine Anwesenheit dir Stress bereitet, beschließen kann, mich, – um der Kinder willen –, fernzuhalten.

Ich hoffe sehr, dass es uns in Zukunft wieder gelingen wird, gemeinsam bei den Aktivitäten unserer Kinder anwesend zu sein – vor allem, wenn es um einmalige Ereignisse geht, wie das Musical der 8. Klasse, das Abitur etc. Aber ich verstehe, dass das Zeit braucht.

Ich werde die Leute, mit denen ich und die Kinder zu tun haben, über meine Vorsätze informieren. Ich werde sie darum bitten, mich dabei zu unterstützen, dass ich es durchhalte.

Ich glaube, dass wir auch unter zwei Dächern dazu fähig sind, unseren Kindern eine gesunde und glückliche Kindheit zu geben – ohne zu streiten, und indem wir ruhig und friedfertig miteinander umgehen.

Aufgabe 5.3

Schreiben Sie entsprechend der obigen Anleitung einen Brief.

Aufgaben für die 6. Sitzung

Ziele

Ab jetzt ist es wichtig, dass Sie für sich selbst bestimmen, in welchen Bereichen Sie noch mehr üben wollen, damit Sie weitere Fortschritte machen.

Sie werden einen besseren Blick dafür bekommen, welche nahestehenden Personen die positiven, und welche die negativen Geschichten über den anderen Elternteil verstärken. Positive Geschichten helfen Ihrem Kind. Negative Geschichten machen es Ihrem Kind schwerer. Das gilt auch dann, wenn Ihr Kind selbst sich manchmal sehr negativ über einen Elternteil äußert.

Die neuen Partner und Stiefeltern spielen eine wichtige Rolle, doch sie befinden sich oft auch in einer schwierigen Situation. Speziell für sie gibt es eine Aufgabe, bei der sie Anhaltspunkte dafür bekommen, wie sie den Prozess, den Sie und Ihre Kinder durchlaufen, unterstützen können.

In diesem Kapitel werden Sie auch eine Präsentation für Ihr Kind vorbereiten, die Sie in der 7. Sitzung vorführen werden.

Aufgabe 6.1

Senden Sie den Therapeuten diese Woche eine E-Mail, in der Sie beschreiben, was Sie in den kommenden zwei Wochen üben wollen.

Positive Dinge

Aufgabe 6.2a

Bei der 4. Sitzung haben Sie positive Dinge über den anderen Elternteil gesagt und positive Dinge über sich selbst gehört. Wie war es für Sie, diese Dinge auszusprechen und sie zu hören zu bekommen? Schreiben Sie das hier auf.

____

____

____

____

Versetzen Sie sich in die Lage Ihres Kindes und denken Sie darüber nach, welche von Ihren Aussagen über den anderen Elternteil Ihrem Kind gefallen würden. Schreiben Sie das hier auf:

____

____

____

Haben Sie auch eine positive Erinnerung an Sie beide als Eltern Ihres Kindes?

___

___

___

Margarethe (Mutter): »Ich habe mich wirklich angestrengt, damit mir etwas einfällt, aber es kam einfach nichts. Und meine Mutter wusste auch nichts, und meinen Bruder brauche ich gar nicht erst zu fragen. Es klingt vielleicht blöd, aber dann habe ich den Fußballtrainer gefragt – und dem ist etwas eingefallen. Und als er sagte, dass Peter mit den Kindern immer so lustig ist und sie zum Lachen bringt – vor allem dann, wenn sie vor einem Turnier sehr nervös sind –, da ist mir plötzlich auch noch etwas eingefallen, was ich an ihm als Vater gut finde.«

Ridvan (Vater): »Mir ist schon etwas eingefallen, aber mir fiel es wahnsinnig schwer, es auszusprechen. Ich habe es einfach nicht über die Lippen gebracht. Also habe ich meinen Vater gebeten, etwas Positives über sie zu sagen, wenn meine Kinder dabei sind, und ich habe es einfach nur bestätigt. Da haben ihre Gesichter gestrahlt.«

Ria (Mutter): »Als ich zu meiner 16-jährigen Tochter etwas Positives über ihren Vater sagte, hat sie mich gefragt, ob es mir wohl gut ginge und ob alles in Ordnung wäre. Ihr hättet ihr Gesicht sehen sollen. Wir sind in lautstarkes Gelächter ausgebrochen. Aber es hat mich auch getroffen ... dass sie so etwas also gar nicht mehr von mir erwartet hatte ...«

Richard (5 Jahre): »In der Pause hat mein Papa zu meiner Mama ›Danke‹ gesagt. Das hat sich gut angefühlt.«

Sophie (14 Jahre): »Total lächerlich. Plötzlich sagt meine Mutter lauter positive Sachen über meinen Vater. Als ob ich das nicht durchschauen würde ... echt ätzend ...«

Sven (11 Jahre): »Ich habe mit meiner Mama und ihrem Freund Kekse gebacken. Und mein Vater hat gesagt, dass er das klasse findet und dass sie ihm gut schmecken.«

Aufgabe 6.2b

Sagen Sie in den kommenden Wochen ein oder mehrere Male zu Ihrem Kind – oder im Beisein Ihres Kindes zu jemand anderem – etwas Positives über den anderen Elternteil.

Wie hat Ihr Kind reagiert?

____

____

____

Wir wissen, dass es auch Kinder gibt, die auf den anderen Elternteil böse oder von ihm enttäuscht sind und die sehr schlecht über ihn sprechen. Verkneifen Sie es sich, das Kind dann in diesen negativen Gedanken zu bestätigen, und sagen Sie ab und zu etwas Positives über den anderen Elternteil.

Bitten Sie Ihren Partner, Ihre Familie oder Freunde um Hilfe, wenn Ihnen nichts Positives über den anderen Elternteil einfällt. Kinder, deren Eltern nichts Gutes übereinander sagen können, wachsen in einer Welt in Schwarz-Weiß auf – einer Welt, in der die eine Person rundherum gut und die andere durch und durch schlecht ist. Diese Sichtweise kann Kindern Schwierigkeiten bereiten, wenn sie später einmal selbst Beziehungen eingehen. Denn jede Beziehung hat schließlich ihre guten und ihre weniger guten Seiten.

Aufgabe 6.3

Mit Ihrem Netzwerk

Inwiefern bekommen Sie von den Personen in Ihrem Umfeld Unterstützung und Bestärkung bei dem Veränderungsprozess, den Sie für Ihr Kind in Gang gesetzt haben? Mithilfe der folgenden Aufgabe, können Sie dieser Frage genauer nachgehen.

Beantworten Sie die folgenden Fragen:

Welche Personen sind Ihnen wichtig?

____

____

Auf welche Art und Weise unterstützen diese Sie im Moment?
Sind sie auch im Hinblick darauf hilfreich, dass Sie sich nicht mehr so negativ über den anderen Elternteil äußern wollen?

___

___

Welche Personen sind wichtige Stützen für Ihr(e) Kind(er)? Auf welche Art und Weise fördern sie eine positive Veränderung?

___

___

___

Brief der Kinder an ihr Netzwerk

Auch in der Kindergruppe wird an einem Brief gearbeitet, der sich an die wichtigen Personen im Umfeld der Eltern und Kinder richtet.

Ein Beispiel

»Liebe Omas, Opas, Tanten, Onkel, Nachbarn, Freunde, Familie und neue Partner von unseren Eltern,

Wir haben bei der Gruppe ›Kinder aus der Klemme‹ mitgemacht, und unsere Eltern auch. Unsere Eltern haben hart daran gearbeitet, den Streit zu beenden. In der Kindergruppe haben wir viel voneinander gelernt und erfahren, und wir haben viel zusammen gemacht. Auch euch möchten wir etwas mitteilen. Ihr seid für uns und unsere Eltern wichtig.«

Es gibt bereits einen schönen Brief, in dem Kinder erzählen, wie es ihnen geht. Dieser Brief richtet sich an alle getrennten Eltern und wurde in den Niederlanden von den Kindern der *Villa Pinedo*[4] *geschrieben.*

Ein Beispiel

Wir haben dem Netzwerk von allen getrennten Eltern – also euch – einen Brief geschrieben. Darin möchten wir euch einmal aus unserer Sicht einiges erklären und euch um ein paar Dinge bitten. Wir haben den Brief bei unserem letzten Treffen mit der Kindergruppe gemeinsam entworfen. Die Kindertherapeuten haben uns dabei geholfen, ihn aufzuschreiben. Das hier ist das Ergebnis:

4 Villa Pinedo ist eine niederländische Organisation, die Kindern von geschiedenen Eltern eine gemeinsame Plattform bietet (www.villapinedo.nl).

Ein Beispiel: Brief an unser Netzwerk

Dass sich unsere Eltern getrennt haben, hat auch Vorteile: Wir können jetzt zum Beispiel zweimal Weihnachten feiern ; -)
Es ist auch schön, wenn uns zweimal vorgelesen wird. Und zu Hause ist es jetzt ruhiger. Und wenn wir uns mal mit einem Elternteil gestritten haben, ist immer noch der andere da, zu dem wir gehen können. Aber oft fühlen wir uns doch hin- und hergerissen zwischen zwei Eltern, die wir beide lieben. Euch ist bestimmt auch aufgefallen, wie schwierig und stressig alles geworden ist.

Doch ihr könnt helfen!

ALSO: Dürfen wir euch um ein paar Dinge bitten?

- *Könnt ihr bitte zu beiden unseren Eltern nett sein und euch zu uns und unseren Eltern genauso verhalten, wie ihr es vor der Trennung getan habt?*
- *Könnt ihr euch bitte nicht streiten, sondern nett zueinander sein?*
- *Könnt ihr es bleiben lassen, schlecht übereinander zu reden und dumme Sachen zueinander zu sagen?*
- *Könnt ihr unsere Freunde sein?*
- *Könnt ihr uns helfen, damit wir miteinander Spaß haben können?*
- *Ihr sollt wissen, dass es für uns nicht schön ist, wenn unsere Eltern und ihr euch miteinander streitet.*
- *Und wenn unsere Eltern doch miteinander streiten, könnt ihr uns dann dabei helfen, an etwas anderes zu denken und nette Sachen miteinander zu machen?*
- *Könnt ihr uns Mut machen, wenn wir keine Lust haben, zu unserem Papa oder zu unserer Mama zu gehen?*
- *Und an die Stiefeltern: Könnt ihr unsere Eltern bestimmen lassen und euch nicht zu sehr einmischen? Das ist für uns angenehmer und relaxter. Dann kommen wir auch besser mit euch aus.*
- *Und könnt ihr bitte nicht dazwischenreden oder -rufen, wenn ich gerade mit meinem Vater oder meiner Mutter telefoniere?*

Wir danken euch für alles, womit ihr uns schon geholfen habt.
Alles Liebe,

die Namen aller Kinder

Für den neuen Partner/die neue Partnerin

In das Leben vieler Kinder, die an *Kinder aus der Klemme* teilnehmen, tritt ein neuer Lebenspartner des Vaters oder der Mutter. Das kann gut gehen. Es kann beim neuen Partner und dem Kind aber auch zu großen Anspannungen führen.

Der neue Partner bzw. der Stiefvater oder die Stiefmutter ist für das Kind sehr wichtig. Aus unseren vielen Gesprächen mit neuen Partnern und/oder Stiefeltern wissen wir, wie sehr sie das Leben der Kinder beeinflussen können. Und auch die Kinder der Stiefeltern werden mit einer neuen Situation konfrontiert. Für sie hat sich plötzlich auch sehr viel verändert. Das kann sich auf vielfältige Weise auf die Beziehungen zwischen den Mitgliedern der neu zusammengesetzten Familie auswirken.

Manchmal läuft alles sehr gut: Dann stimmt die »Chemie« zwischen Stiefvater oder -mutter und Kind, und die beiden stellen sich aufeinander ein. In diesem Fall kann der Stiefvater oder die Stiefmutter dem Kind eine wichtige Stütze sein. Und auch Stiefgeschwister können füreinander eine Bereicherung sein.

Wenn es jedoch zwischen den Expartnern viel Streit gibt, können auch in der neuen, derzeitigen Beziehung große Spannungen auftreten.

Stiefeltern bzw. neue Partner werden nur allzu oft mit vielen Problemen konfrontiert, über die sie noch nie zuvor nachgedacht haben. Oft finden sie sich plötzlich in einer Situation wieder, die sie nicht voraussehen konnten. Sie möchten helfen, sind auf der Suche nach ihrer Rolle und bekommen oft das Gefühl, nur wenig beeinflussen zu können und relativ machtlos zu sein – vor allem dann, wenn kein Ende der Spannungen in Sicht ist.

Vielleicht kommen Ihnen die folgenden Situationen bekannt vor:

- Sie empfinden Ihre Lage als Stiefmutter oder -vater vom Kind Ihres Partners als schwierig. Egal, wie viel Zeit und Aufmerksamkeit Sie dafür aufwenden, eine Beziehung zu dem Kind aufzubauen: Es verhält sich Ihnen gegenüber abweisend. Manchmal scheint es so, als ob der andere Elternteil nicht erlauben würde, dass das Kind eine gute Beziehung zu Ihnen hat.
- Sie können als Stiefvater oder -mutter mit Erziehungsfragen konfrontiert werden. Sollen Sie das Verhalten des Kindes korrigieren? Wenn ja, wie? Es kann sein, dass ein Kind Ihre Ansichten nicht akzeptiert.
- Sie bemerken, dass Ihr Partner sich vollkommen verändert, sobald seine Kinder da sind: Sie und/oder Ihre Kinder bekommen dann kaum noch Zeit und Aufmerksamkeit geschenkt. Es kann Sie als Stiefmutter oder -vater auch sehr belasten, wenn der andere Elternteil Sie ausschließt oder unhöflich zu Ihnen ist.

Wahrscheinlich könnten Sie diese Liste noch fortsetzen.
Auch für Eltern und Kinder gibt es neue Probleme:

- Wenn es zwischen Ihren Kindern und Ihrem neuen Partner viele Spannungen gibt, können Sie das Gefühl haben, in der Klemme zu sitzen. Sie wollen sowohl Ihre eigenen Kinder als auch Ihren neuen Partner unterstützen. Wenn Sie aber Ihre Kinder unterstützen, verärgert das Ihren Partner – und umgekehrt.

- In Ihrer Elternrolle können Sie das Gefühl haben, in Sachen Kindererziehung zwischen den Wünschen oder Regeln Ihres neuen Partners und jenen des anderen Elternteils gefangen zu sein. Das Gleiche gilt für den Stiefelternteil, der bestimmte Erwartungen an Sie stellt, was den Umgang mit seinen Kindern betrifft.
- Als Elternteil können Sie sich sehr frustriert und machtlos fühlen, wenn Sie bemerken, dass der neue Partner des anderen Elternteils Ihnen oder Ihren Kindern auf eine Weise begegnet, die Ihre Kinder in eine schwierige Lage bringt.
- Kinder können das Gefühl bekommen, in der Patsche zu sitzen, wenn sie die Stiefmutter oder den Stiefvater nett finden, aber kein gutes Verhältnis zu ihr/ihm aufbauen dürfen, weil der andere Elternteil dies als Verrat empfinden würde.
- Für Kinder wird es sehr schwierig, wenn der Stiefvater oder die Stiefmutter schlecht über den anderen Elternteil redet. Das Kind will diesen Elternteil verteidigen, hat aber möglicherweise das Gefühl, das nicht tun zu dürfen. Viele Kinder beginnen, sich in so einer Situation schuldig zu fühlen.
- Kinder können sich mit neuen Regeln, die der Stiefvater oder die Stiefmutter aufgestellt hat, sehr schwer tun. Durften sie zuvor beispielsweise für unbegrenzte Zeit Videospiele spielen, ist plötzlich nur noch eine Stunde erlaubt.

All das sind Situationen, in denen Sie sich wiederfinden könnten.

Rollenwechsel

Für Kinder, Eltern und Stiefeltern ist es schwierig, die vielen Rollenwechsel zu meistern, die der Alltag erfordert. Zeiten, in denen Partner ohne Kinder zusammen sind, wechseln sich mit solchen ab, in denen die Kinder des einen, des anderen oder beider Partner anwesend sind. Das macht viele Rollenwechsel erforderlich: vom Partner zum Elternteil zum Stiefelternteil, und dann gibt es auch Momente, in denen sich ein Partner in der Elternrolle, der andere in der Partnerrolle befindet.

Diese Rollenwechsel können für Verwirrung und Spannungen sorgen. Vor allem dann, wenn auch noch der andere Elternteil dazukommt. Für die Kinder wird es vor allem dann wirklich schwierig, wenn unter den Erwachsenen in Sachen Regeln und Vereinbarungen oft Uneinigkeit herrscht.

Wenn es zwischen den Eltern Konflikte gibt, ist es für die Kinder manchmal schwer, mit dem Stiefelternteil eine Beziehung aufzubauen. Doch gerade ein Stiefelternteil kann auch eine Vertrauensperson sein.

Aufgabe 6.4a

Wie sprechen Ihr Partner und die Menschen in Ihrem Umfeld mit Ihnen und/oder Ihren Kindern über die Eigenschaften des anderen Elternteils? Geben Sie an, wer die positiven und wer die negativen Geschichten verstärkt.

Aufgabe 6.4b

Für neue Partner und Stiefeltern

Neben Eltern und Kindern haben auch viele Stiefeltern das Gefühl, in der Klemme zu stecken. Die folgende Aufgabe ist deshalb für die neuen Partner und Stiefeltern.

Wenn Sie beim Netzwerkabend anwesend waren, haben Sie vermutlich schon mitbekommen, dass bei diesem Programm die Kinder im Mittelpunkt stehen. Das ist auch bei der folgenden Übung der Fall.

Beim Netzwerkabend wurde gesagt, dass wir in diesem Programm großen Wert darauf legen, die neuen Partner mit einzubeziehen. Sind Sie Ihrer Meinung nach gut genug darüber informiert, was in der Gruppe passiert und woran Ihr Partner arbeitet? Wenn nicht, fragen Sie Ihren Partner danach!

Im vorigen Teil haben Sie gelesen, mit welchen Situationen Stiefeltern konfrontiert werden können. Haben Sie ein paar davon wiedererkannt? In welchen Situationen befinden Sie sich immer wieder?

Vielleicht haben wir noch nicht stark genug betont, dass es für die Kinder oft sehr wertvoll ist, Stiefeltern zu haben. Vor allem, wenn diese nicht direkt in den Streit involviert sind, können sie einen beruhigenden Einfluss auf den Elternteil/Partner und auf die Kinder haben. Oft haben wir gesehen, dass gerade der neue Partner/Stiefelternteil viel dazu beigetragen hat, dass sich der Streit beruhigt und man andere Wege findet, mit Meinungsverschiedenheiten umzugehen.

Wenn Sie sich selbst aus der Ferne betrachten könnten, was würden Sie sehen? Können Sie dabei helfen, den Streit zu deeskalieren? Wie machen Sie das?

____

____

____

____

Gibt es zwischen Ihnen und Ihrem Partner manchmal Uneinigkeiten, was die Kinder betrifft? Worum geht es dabei, und wie verläuft das Gespräch?

____

____

____

____

Versetzen Sie sich nun in die Lage des Kindes und betrachten Sie sich und das Verhalten von Ihnen beiden mit den Augen des Kindes. Was könnte das Kind empfinden und erfahren?

____

____

____

Wenn es Reaktionen gibt, die das Kind in eine schwierige Lage bringen, sprechen Sie mit Ihrem Partner und dem Netzwerk darüber, wie Sie Ihre Reaktionen anpassen könnten, damit das Kind nicht so sehr in die Klemme gerät. Notieren Sie hier, was sich daraus ergeben hat.

____

____

____

____

Von vielen neuen Partnern/Stiefeltern haben wir gehört, wie schwierig die Situation sein kann, in der Sie sich befinden. Auch neue Partner/Stiefeltern fühlen sich oft frustriert und machtlos. Möglicherweise finden Sie, dass sich bei dem anderen Elternteil und dessen Partner etwas ändern muss. Vielleicht haben Sie damit recht. Sie haben jedoch auch bemerkt, dass Sie darauf keinen Einfluss haben. Es könnte Ihnen vielleicht helfen, die Anhänge 1 bis 4 zu lesen. Dort erfahren Sie, wie Sie mit schwierigen Situationen umgehen können. Denn es geht darum, wie man lernen kann, bestimmte Situationen auszuhalten und anders damit umzugehen, sodass es für Sie selbst erträglicher wird und den Kindern aus der Klemme hilft.

Wenn es etwas gibt, das Ihrer Meinung nach besprochen werden sollte, tun Sie dies mit Ihrem Partner und bitten Sie ihn möglicherweise auch, einen Termin mit den Therapeuten zu vereinbaren. Auch das kann hilfreich sein.

Zu guter Letzt: Stiefeltern können viel dazu beitragen, dass weniger gestritten wird, indem sie:

- nicht in die negativen Geschichten des anderen Elternteils mit einstimmen
- etwas Positives über den anderen Elternteil sagen
- die Bereitschaft zeigen, auf die bisherigen Gewohnheiten der Kinder Rücksicht zu nehmen
- mit den Kindern lustige Sachen unternehmen (vor allem Dinge, die auch den Stiefeltern selbst Spaß machen!)
- die Kinder nicht zum Reden drängen, eine gute Beziehung aufbauen, Zeit und Freiräume geben
- Geduld und Durchhaltevermögen zeigen – diese werden so gut wie immer belohnt.

Ein Beispiel: Brief von Kindern der Villa Pinedo an neue Partner

Wir waren Monster, meine Schwester und ich: absolut schreckliche, kleine Monster. Unser Vater hat es sehr schwer mit uns gehabt, denn wir jammerten in einem fort, dass wir nach Hause wollten, dass es keinen Spaß machte, bei ihm zu sein. Und seine neue Freundin war bei uns sowieso unten durch.

Einmal haben mein Vater und seine damalige Freundin es gewagt, mit uns in Urlaub zu fahren: drei Wochen Frankreich. Wir kamen früher als geplant zurück nach Hause, und dieser erste gemeinsame Urlaub blieb unser letzter. Wir haben es ihnen nicht leicht gemacht. Wie? Eigentlich waren es viele, kleine Gemeinheiten: Piesacken, Auslachen, blöde Bemerkungen, Sich-Widersetzen, Jammern, Nach-Hause-Wollen … Was ein schöner und netter Urlaub hätte werden sollen, endete in einem Drama auf einem französischen Campingplatz. Ich glaube, nach diesem Urlaub waren die beiden reif für einen echten Urlaub.

Erst Jahre später – das war eigentlich erst vor ein paar Wochen – wurde mir klar, was für kleine Monster wir waren. Meine Exstiefmutter hat mir erzählt, wie wir damals waren, wie gemein und wie widerborstig. Obwohl mein Vater und meine Stiefmutter jetzt nicht mehr zusammen sind, kann sie über ihn sagen: »Dein Vater hat alles für euch getan, und ihr habt das nicht erkannt. Warum wart ihr so?«

Jetzt, wo ich selbst darüber nachdenke und zurückblicke, sehe ich: Ja, wir waren Monster. Und wie kam das? Der Grund ist einfach: ein Loyalitätskonflikt. Ich konnte meine Stiefmutter nicht nett finden, weil ich glaubte, dass ich meine Mutter dann im Stich lassen würde. Ich konnte bei Papa keinen Spaß haben, weil ich Mama dann davon erzählen müsste. Und meine Mutter fand meinen Vater schrecklich. Nach meinem Gefühl durfte ich meinen Vater nicht nett finden, denn ich wohnte bei meiner Mutter und ich musste dafür sorgen, dass es zu Hause angenehm und erträglich blieb. Was würde passieren, wenn ich zu meinem Vater halten würde? Wenn ich sagen würde, dass es total klasse war bei Papa? Dass ich ihn vermisste und zu ihm wollte?

Würde es dann zu Hause noch immer angenehm und erträglich sein? Oder würde es dann in einem fort Streit geben?

Jetzt fällt es mir leicht zu erklären, wie ich mich damals gefühlt habe, welche Dilemmas in meinem Kopf herumspukten, und zwischen welchen Alternativen ich mich entscheiden musste. Aber damals war mir das noch nicht bewusst, ich war damit beschäftigt, zu überleben und dafür zu sorgen, dass ich ein Zuhause hatte, in dem die Atmosphäre okay und sicher war. Es ist erschreckend, dies alles im Nachhinein zu begreifen. Ich habe Dinge getan und gesagt, auf die ich nicht stolz bin. Und all das unter dem Einfluss der Trennung. Man könnte sagen, dass ich einer Gehirnwäsche unterzogen worden bin. So war es auch wirklich.

Ich schreibe absichtlich in der Vergangenheit darüber. Denn jetzt weiß ich, was los war, und ich kann die Situation aus einer größeren Distanz betrachten. Mein Vater war ein guter Vater, und er hat vieles probiert. Ich verstehe, warum ich so reagiert habe, und ich weiß, was ich damals empfunden habe. Ich bin immer noch nicht stolz darauf, aber es ist trotzdem beruhigend zu wissen, dass das alles unter dem Einfluss dessen, was damals los war, passierte. Und es ist auch beruhigend zu wissen, dass es auch anders geht, positiver, damit Kinder keiner Gehirnwäsche mehr unterzogen werden, sondern sich bei beiden Eltern zu Hause fühlen und es bei beiden gut haben können. Das wünsche ich mir für jedes Kind. Die Eltern können das schaffen: Sorgt dafür, dass ihr eurem Kind sowohl gefühlsmäßig als auch in eurem Verhalten signalisiert, dass es in Ordnung ist, zum anderen Elternteil zu gehen, den anderen Elternteil zu lieben und es bei ihm schön zu finden. Und dass es in Ordnung ist, den anderen Elternteil zu vermissen.

Yvonne (24 Jahre)

Präsentationen von den Eltern für die Kinder

Wir bitten alle Eltern, eine Präsentation für ihre Kinder vorzubereiten: Dabei sollen die Eltern zeigen, was sie gelernt haben, was sie ändern und woran sie arbeiten wollen, damit die Dinge für die Kinder in Zukunft anders laufen. Die Präsentationen werden erst bei der 7. Sitzung vorgeführt, doch vielleicht möchten Sie schon jetzt wissen, worum es dabei geht, damit Sie darüber nachdenken können. Sie können selbst entscheiden, wie Ihre Präsentation aussehen soll.

Die Kinder freuen sich sehr auf diese Präsentationen und sind gespannt, was sich ihre Eltern für sie ausgedacht und gemacht haben. Auch für die Eltern sind die Präsentationen spannend.

Im Folgenden geben wir Ihnen einige Beispiele. Achten Sie darauf, dass Ihre Präsentation nicht länger als fünf Minuten dauert.

- Ein Vater hat ein Gedicht geschrieben.
- Eine Mutter brachte einen Rucksack, der mit Ziegelsteinen befüllt war. Sie symbolisierten die Last, die die Kinder schon seit Jahren mit sich herumschleppen mussten, weil der Rechtsstreit zwischen ihren Eltern so viel Uneinigkeit und Spannungen erzeugt hatte. Bei ihrer Präsentation holte die Mutter die Steine aus dem Rucksack und befüllte diesen stattdessen mit Karten. Auf jeder dieser Karten stand etwas, was die Mutter den Kindern für ihre Zukunft wünschte, und das Versprechen, wie sie zur Erfüllung dieses Wunsches beitragen würde.
- Ein Vater erzählte mithilfe von zwei Symbolen, die er mitgebracht hatte, eine Geschichte.

Eine Mutter hatte eine Powerpoint-Präsentation über ihre Kinder *vor* und *nach* der Teilnahme an *Kinder aus der Klemme* vorbereitet.

- Es gibt Eltern, die Musik oder Fotos verwenden. Andere werden mit Papier, Leim, Farbe und allen möglichen Materialien kreativ oder zeigen einen kurzen Filmausschnitt, zu dem sie etwas erzählen. Ein Vater zeigte einen Ausschnitt aus einem Musikvideo auf YouTube, in dem es darum ging, wie die Kinder des Sängers größer werden.

Es soll keine Präsentation werden, bei der Sie als Eltern erzählen, wie toll die Kinder sind, was sie alles können, worauf Sie stolz sind, dass sie die besten Kinder der Welt sind und dass Sie immer für sie kämpfen werden. Das wäre eine Präsentation über die Kinder, und darum geht es bei dieser Aufgabe nicht. Außerdem wissen die Kinder das auch selbst. Sie möchten vor allem erfahren, was Sie bei diesem Programm gelernt haben und was Sie an der angespannten Situation zwischen Ihnen und dem anderen Elternteil verändern möchten. Ein Vater sagte zum Beispiel: »Ich werde nicht mehr so schlecht über eure Mutter reden, ich habe jetzt verstanden, wie unangenehm das für euch ist – sie ist schließlich eure Mutter.«

Die Präsentationen der Eltern sind sowohl für die eigenen als auch für die anderen Kinder beeindruckend. Die Kinder erkennen dabei die Verletzlichkeit der Eltern, und sie gehen sorgsam damit um. Sie finden es sehr spannend zu sehen, was sich die Eltern ausgedacht haben, was sie extra für sie vorbereitet haben. Sie wollen wissen, was sich die Eltern vorgenommen haben – und sei es auch nur eine noch so kleine Veränderung.

Von früheren Gruppentreffen her wissen wir, dass die Präsentationen sehr unterschiedlich sind, dass sich die Eltern immer sehr verletzlich zeigen und sich nach mehr Ruhe und besseren Zeiten sehnen, und dass sie dazu etwas beitragen wollen. Es ist sehr schön, das zu beobachten.

Falls Sie einen Beamer verwenden wollen, um einen Film oder etwas anderes zu zeigen, geben Sie uns bitte früh genug Bescheid, damit wir die Technik bereitstellen können. Filmausschnitte möchten wir gerne vorab erhalten.

Wir denken, dass alle von Ihnen dazu fähig sind, das Neugelernte aus den vergangenen Wochen in eine Präsentation umzusetzen. Vergessen Sie nicht, Ihr Netzwerk um Hilfe zu bitten: Vielleicht möchten auch diese Personen etwas zu der Präsentation beitragen, zum Beispiel darüber, was sie verändert haben und wie sie die Kinder auch in Zukunft unterstützen wollen.

Die Präsentationen der Kinder

Beim folgenden Treffen (6. Sitzung) werden die Kinder ihre eigenen Präsentationen für die Eltern und Therapeuten vorführen. Sie wollen damit zeigen, wie es für sie ist, ein Kind von Eltern zu sein, die einen Konflikt miteinander austragen. Sie werden einen Text, eine Zeichnung, einen kurzen Film, etwas Musikalisches oder sonst etwas präsentieren.

Die Kinder finden es sehr spannend, dass die Eltern ihre Präsentationen zu sehen bekommen – sie zeigen dabei nur das, was sie selbst zeigen wollen, aber sie spitzen dabei auch Augen und Ohren: Wie werden Mama und Papa reagieren? Werden sie verärgert sein, oder traurig, oder werden sie ganz laut lachen?

Was die Kinder präsentieren, haben sie sich selbst ausgedacht. Die Therapeuten haben den Entstehungsprozess begleitet, doch den Inhalt der Präsentationen haben sie nicht beeinflusst. Sie hören die Stimme Ihres Kindes!

Denken Sie vorab darüber nach, wie Sie sicherstellen können, dass sich alle Kinder dabei sicher fühlen. Das ist wichtig und eigentlich auch selbstverständlich. Wir betonen das hier, weil Kinder manchmal etwas zeigen oder aussprechen, was die Eltern überrascht oder erschreckt, was vielleicht wehtut zu hören oder worauf man gerne sofort reagieren würde. Nach den Präsentationen der Kinder verlassen die Eltern und deren Therapeuten den Raum der Kindergruppe und können darüber sprechen, wie sie das soeben Gesehene und Gehörte erlebt haben.

In der Regel geht das eigentlich immer gut. Meistens sind die Eltern – und die Therapeuten – sehr beeindruckt.

Aufgaben für die 7. Sitzung

Ziele

Bei der 7. Sitzung präsentieren die Eltern, was sie bei diesem Programm gelernt haben und was sie den Kindern für ihre Zukunft wünschen. Sie werden die Vorbereitungen für diese Präsentation abschließen.

Außerdem nähern wir uns dem Ende des Gruppenprogramms.

Wir hoffen, dass Sie einen besseren Überblick darüber bekommen haben, welche Dinge Sie verändern können und welche nicht. Hoffentlich können Sie Ihren Frieden mit dem, was wir die »Tragik des Lebens« nennen, finden. Und wir hoffen auch, dass Sie mit den nicht veränderbaren Dingen so umzugehen lernen, dass die Kinder dabei nicht mehr in die Klemme geraten. Es ist vor allem wichtig zu akzeptieren, dass Sie die andere Person nicht ändern können.

> *Ein Vater sagt zu einem anderen Vater, der sich gerade über das Verhalten seiner Exfrau beklagt hat: »Das bringt nichts, das ist mir inzwischen klar geworden. Du kannst sie nicht ändern. Also hast du ein Problem – und nun musst du zusehen, wie du damit umgehst.«*

Die letzten Vorbereitungen für Ihre Präsentation

Beziehen Sie Ihr Netzwerk mit ein. Außerdem wäre es gut, die Therapeuten vorab darüber zu informieren, was Sie machen werden und ob Sie eine Laptop, Beamer oder etwas anderes brauchen werden. Achten Sie darauf, dass Ihre Präsentation nicht länger als fünf Minuten dauert, damit alle Eltern an die Reihe kommen können.

Sollten Sie wegen Ihrer Präsentation Fragen haben, können Sie den Therapeuten natürlich eine E-Mail schicken.

Nun möchten wir Ihnen noch gerne die folgenden Gedanken und Überlegungen über ein getrenntes Dasein als Eltern mitgeben. Wahrscheinlich haben Sie schon oft den Spruch gehört, dass man sich zwar als Partner, aber nicht als Eltern trennen kann und dass Sie als Eltern weiterhin ein gutes Team bilden und zusammenarbeiten sollen. Bestimmt haben Sie das auch versucht, aber es ist nicht geglückt. Manchmal sind die Unterschiede zwischen den Eltern so groß, und es gab so viele schmerzhafte und verletzende Erfahrungen, dass jeder Versuch, miteinander zu kommunizieren und zusammenzuarbeiten, zu wachsenden Spannungen führt. Man fühlt sich deshalb schuldig, weil doch alle sagen, wie wichtig eine gute Zusammenarbeit für die Kinder ist, und man möchte doch ein guter Vater/eine gute Mutter sein. Man hat auch das Gefühl, selbst alles richtig zu machen, und man weiß nicht, was man noch besser machen könnte. Natürlich beginnt man dann zu denken, dass die andere Person immer alles verdirbt. Immer, wenn andere – das Gericht, Sozialarbeiter u. a. – verlangen, dass man zusammenarbeitet, nehmen die Spannungen und Probleme eher zu als ab.

In solchen Fällen ist es oft besser, zuerst mehr auf Abstand zu gehen, einander loszulassen, und auch als Eltern getrennt weiterzuarbeiten – dies wird auch *parallele Elternschaft* genannt. Das bedeutet, dass die Kommunikation auf ein Minimum beschränkt wird und manchmal auch über eine Vertrauensperson läuft, zum Beispiel über einen Bruder, zu dem beide Eltern Kontakt haben. Wenn es niemanden mehr gibt, zu dem beide Eltern Kontakt haben, kann auch jeder Elternteil eine Kontaktperson – eine unterstützende Person aus dem eigenen Netzwerk – bitten, für ihn als »Briefkasten« zu fungieren. Die Kommunikation läuft dann über diese beiden unterstützenden Personen, die miteinander in Kontakt stehen und sich, wenn nötig, beraten, um Lösungen zu finden, die sie dann den Eltern weitergeben. Dadurch wird verhindert, dass die Kinder zu Botschaften-Überbringern werden – das sollte nicht passieren.

Eine getrennte Elternschaft bedeutet auch, dass man loslässt und sich nicht mehr so sehr damit beschäftigt, was der andere Elternteil mit den Kindern macht. Man begreift, dass die Unterschiede zwar groß sind, dass man das aber auch akzeptieren muss, weil man die andere Person ja doch nicht verändern kann. Und die Kinder lernen, mit den Eltern, die sie haben, zu leben – genauso wie die Eltern es lernen, mit den Kindern, die sie haben, zu leben.

Die einzige Ausnahme wäre, wenn Eltern ihre Kinder nachweislich misshandeln und ihnen schaden: Dann kann man nicht loslassen. Aber solche Eltern kommen nicht zu unserem Programm *Kinder aus der Klemme*. Hier arbeiten wir nur mit Eltern, die für ihre Kinder gut genug sind.

Wir bitten Sie also nicht darum, Ihre Kommunikation dadurch zu verbessern, indem Sie sich andauernd miteinander besprechen. Wenn das in entspannter Atmosphäre möglich ist, ist das prima. Wenn es jedoch immer wieder zu Spannungen führt, kann sich die Kommunikation dadurch verbessern, dass man sich gegenseitig in Ruhe lässt und sich wieder auf das eigene Leben – mit und ohne Kinder – konzentriert. Dann können alle aufatmen, und es kehrt wieder Ruhe ein. Und Sie beide können Ihr eigenes Leben fortsetzen.

Probleme

Nach der Pause bekommen Sie wieder Zeit, um an Ihren mitgebrachten Problemen zu arbeiten. Denken Sie schon mal darüber nach, welches Problem Sie zur Sprache bringen könnten.

»Mein Exmann will immer alles bestimmen und ist von vornherein immer gegen alles. Auch über die Besuchszeiten lässt er nicht mit sich reden. Dadurch können die Kinder nicht bei der goldenen Hochzeit meiner Eltern dabei sein.«

»Als wir noch verheiratet waren, hat sich meine Exfrau nie um ihre Familie gekümmert. Jetzt will sie plötzlich, dass die Kinder zur goldenen Hochzeit ihrer Eltern fahren, obwohl ich schon ein Wochenende in Barcelona mit ihnen gebucht habe.«

> *»Immer, wenn die Kinder zurückkommen, sehen sie wie Landstreicher aus. Sie sind nicht geduscht, die Haare sind zerzaust, die Anziehsachen sind dreckig. Sie sind ganz einfach schmutzig. Wir müssen ihnen doch auch Körperhygiene beibringen, oder?«*

Aufgabe 7.1

Dies waren Beispiele für Probleme, die Eltern vorbringen, um in der Gruppe daran zu arbeiten. Haben Sie bei einer Sitzung schon ein Problem zur Sprache gebracht? Wenn Sie sich die oben beschriebenen Probleme ansehen: Wo könnte man bei diesen Problemen ansetzen?

Aufgabe 7.2

Zeichnen Sie einen Comic

Sie können auch einen Comic zeichnen, in dem ein Problem dargestellt wird: Worüber herrscht Uneinigkeit? Wie geht es den Kindern dabei?

Zuerst lassen Sie die Geschichte schlecht ausgehen, die Situation gerät außer Kontrolle. Was passiert dann mit den Kindern? Und mit Ihnen, den Eltern? Und mit den Personen in Ihrem Umfeld?

Dann lassen Sie die Geschichte so ausgehen, dass Sie beide eine Lösung finden – wie sieht das aus? Wie reagieren die Kinder dann? Und die Menschen in Ihrem Umfeld?

Aufgaben für die 8. Sitzung

Ziele

Jetzt geht es darum, die Botschaften, die Ihnen die Kinder mit ihren Präsentationen überbracht haben, sowie die Anliegen Ihrer eigenen Präsentationen in die tägliche Praxis umzusetzen. Nun sollen Sie sich auf das konzentrieren, was Sie verändern können – unabhängig davon, was der andere Elternteil macht oder nicht macht.

Evaluierung

Die folgende Sitzung ist das 8. und damit letzte Treffen für die Gruppe. Diese Sitzung wird im Zeichen der Evaluierung stehen.

Um sich darauf vorzubereiten, denken Sie über Folgendes nach: Wann ist es Ihnen gelungen, Ihrem Kind zuliebe die destruktiven Muster zu durchbrechen, und wann nicht? Womit hatte das zu tun?

Welche Fertigkeiten oder Eigenschaften haben Ihnen dabei geholfen? (Siehe »Eigenschaften und Fertigkeiten« auf S. 101)

Wie gut gelingt es Ihnen, positive Geschichten über den anderen Elternteil in seiner Eigenschaft als Vater oder Mutter zuzulassen?

Ist es Ihnen gelungen, positive Dinge über den anderen Elternteil im Beisein Ihrer Kinder anzusprechen – entweder direkt Ihren Kindern gegenüber oder zu einer Person aus Ihrem Netzwerk, wenn Ihre Kinder es hören konnten? Geben Sie ein Beispiel:

____

____

____

Was ist dabei hilfreich?

____

____

____

Wann gelingt das nicht, und womit hat das zu tun?

____

____

____

Ist es Ihnen gelungen, die Illusion aufzugeben, Sie könnten den anderen Elternteil verändern?

____

Wie zeigt sich das?

____

____

Woran erkennen die Kinder das?

____

____

Wird bei Ihren Kindern sichtbar, dass sie sich in Sachen Beziehungen weiterentwickeln und beide Eltern als Menschen mit guten und weniger guten Seiten akzeptieren können? Beschreiben Sie, woran Sie das erkennen.

____

____

____

Wann gelingt es Ihnen, sich mit der Vergangenheit und dem anderen Elternteil zu versöhnen – weil Ihnen Ihre Kinder und deren Entwicklung wichtig sind? Wann gelingt Ihnen das nicht?

____

____

____

Womit hat das zu tun?

____

____

____

Kehrt nun für die Kinder mehr Ruhe ein? Womit hat das zu tun?

____

____

____

Was haben Sie selbst dazu beitragen können, und wie erleben Sie das?

____

____

____

Was könnten Sie als Nächstes tun, um sich – für Ihre Kinder – noch mehr aus dem Streit herauszuhalten und ihn Schritt für Schritt beizulegen?

____

____

____

Auch kritische Anmerkungen haben bei der Evaluierung Platz. Wie Sie beim Lesen dieses Arbeitsbuches bemerkt haben, sind uns Ihre Erfahrungen und Meinungen sehr wichtig. Wir beginnen das Gespräch mit Ihnen darüber anhand von zwei Fragen:

- Was sollen wir unbedingt beibehalten?
- Was könnten wir besser oder anders machen?

Aufgabe 8.1

Was können Sie anders machen? Wie können Sie Ihr Verhalten im Sinne der Botschaften Ihrer Kinder verändern?

Ergänzen Sie Abbildung 8. Beginnen Sie bei dem mittleren Feld der Kinder. Nehmen wir zum Beispiel an, den Kindern ist es sehr wichtig, dass die Eltern wieder »normal miteinander reden«: Dann ergänzen Sie in diesem Feld: »Sie sehen, wie wir normal miteinander reden.«

Ergänzen Sie dann in Ihrem eigenen Feld, was Sie tun können, damit das für Ihre Kinder auch wirklich eintrifft. Zum Schluss ergänzen Sie, wie der andere Elternteil darauf reagieren könnte.

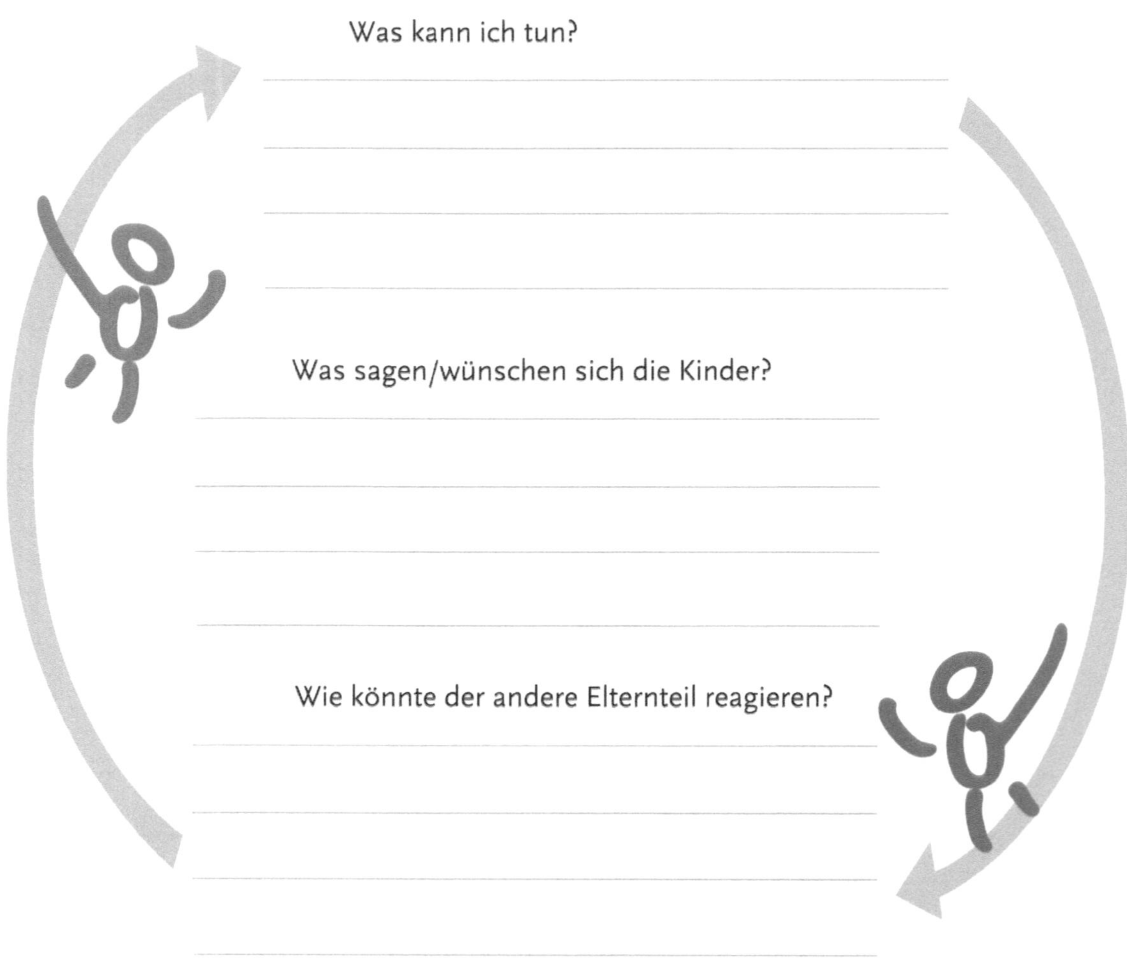

Abb. 8: Was ich mache (2)

Zusätzliche Erklärungen

Nehmen wir an, aus der Präsentation Ihres Kindes ging die folgende Botschaft hervor: »Ich will, dass meine Eltern wieder normal miteinander reden/nett zueinander sind.« Dieser Wunsch wird in vielen Kinder-Präsentationen sichtbar. Im

Feld der Kinder ergänzen Sie dann: »Will, dass wir wieder normal miteinander reden.« Überlegen Sie dann, was Sie dazu beitragen könnten, und ergänzen Sie das im Feld »Was kann ich tun?«. Zum Beispiel: »Ich sage zum anderen Elternteil ›Hallo‹, wenn ich die Kinder übergebe, und ich grüße auch zum Abschied.« Ergänzen Sie zum Schluss, wie der andere Elternteil darauf reagieren könnte. In einigen Fällen wurde hier Folgendes eingetragen: »Benimmt sich mir gegenüber auch respektvoll.« Kinder bemerken solche Veränderungen sofort und erzählen den anderen in der Kindergruppe davon.

Es kann sein, dass Ihr Kind bei seiner Präsentation über den anderen Elternteil schlechter gesprochen hat als über Sie. Zum Beispiel: »Bei dem einen Elternteil geht es mir gut, bei dem anderen bin ich ganz durcheinander.« Auch dann können Sie im Feld des Kindes eintragen: »Will sich nicht so durcheinander fühlen.« Überlegen Sie dann, was Sie dagegen tun könnten, und tragen Sie das bei Ihrem Namen ein. Jetzt denken Sie vielleicht: Dagegen kann ich nichts machen, dagegen muss der/die andere etwas machen. Das ist verständlich. Und dennoch haben uns viele Eltern bei *Kinder aus der Klemme* eines Besseren belehrt. So kam zum Beispiel eine Mutter auf den Gedanken, damit aufzuhören, die Zeit beim Vater stundenlang mit ihrer Tochter auszuwerten und zu besprechen. Stattdessen ermunterte sie ihre Tochter dazu, selbst mit ihrem Vater zu besprechen, was sie immer so durcheinanderbringt.

Vielleicht denken Sie: »Das ist zwecklos, er hört bei sowas ja doch nicht zu.« Oder: »Das hat sie doch schon versucht, das bringt doch alles nichts.« Vielleicht haben Sie damit recht. Und *trotzdem* ist es gut, wenn Sie das tun. Sehen Sie sich noch einmal die Passage über die Illusion der Kontrolle und das Aufgeben derselben auf den Seiten 71 und 72 an. In dieser Phase der Therapie sollten Sie gelernt haben und einsehen, dass Sie keinen Einfluss oder Zugriff darauf haben, wie sich der andere Elternteil verhält. Sie können alles daran setzen, die Botschaften Ihrer Kinder zu beherzigen und daher nett zum anderen Elternteil zu sein. Das bedeutet aber noch nicht, dass der andere dann auch definitiv nett zu Ihnen sein wird.

Ist das schlimm? Nein, das ist es nicht. Wenn Sie sich anders verhalten, bedeutet das für Ihre Kinder, dass sich der Stress schon mal halbiert (siehe Anhang 2). Bitten Sie Ihr Netzwerk um Unterstützung, damit Sie es schaffen, Ihre neuen Verhaltensweisen im Interesse Ihrer Kinder durchzuhalten. Das ist sehr schwer, aber es ist nicht unmöglich.

Lesen Sie die folgenden Zitate von einem Elternteil, einer unterstützenden Person aus dem Netzwerk und einem Kind.

Jacob: »Mein Sohn und meine Tochter haben bei den Präsentationen einen Film gezeigt, in dem sie vorgespielt haben, wie sehr es sie stresst, wenn ich sie immer bis zur Tür vom Haus ihrer Mutter bringe. Ich hatte gedacht, dass ihnen das wichtig wäre. Ich habe jetzt verstanden, dass sie das eigentlich sehr unangenehm finden. Ich habe mit ihnen darüber gesprochen, und nun setze ich sie immer an der Ecke ab. Ihrer Mutter habe ich erklärt, warum ich das mache.«

Oma von Jorrit: »Meine Tochter ist völlig aufgelöst zu mir gekommen. Sie sagte: ›Jetzt, wo ich mich endlich dazu überwunden habe, einen Schritt auf ihn zuzugehen und mich beim Sportplatz in seine Nähe zu stellen, damit wir kurz Hallo sagen können ..., dreht er sich einfach um und tut so, als würde er mich nicht sehen. Für die Kinder ist das echt nicht schön.‹ Ich habe ihr einen Tee gemacht und gesagt, dass ich stolz auf sie bin. Natürlich würde ich ihm auch lieber einen Fußtritt verpassen. Aber das würde es nicht besser machen.«

Jonathan erzählt in der Kindergruppe: »Ich war beim Fußball und habe plötzlich meine Eltern nebeneinander stehen sehen. Und sie haben sich überhaupt nicht gestritten. Ich war so verblüfft, dass ich zuerst mal den Ball verfehlt habe. Aber später habe ich doch noch ein Tor geschossen, und sie haben mir beide zugejubelt. Ich konnte sie beide gleichzeitig ansehen, weil sie beieinander standen – so brauchte ich nicht zu überlegen, zu wem ich zuerst gucken sollte.«

Aufgabe 8.2

Etwas an Ihrem Verhalten verändern

Versuchen Sie, in den kommenden zwei Wochen etwas an Ihrem eigenen Verhalten zu verändern. Denken Sie dabei daran, was die Kinder Ihnen mit ihren Präsentationen mitgeteilt haben.

Was werden Sie versuchen?

____

____

____

Wie ist es gelaufen?

____

____

____

Was, glauben Sie, bemerken die Kinder davon?

Welche Reaktionen haben Sie bei den Kindern bemerkt?

Wie fühlen Sie sich in Ihrer Rolle als Vater oder Mutter?

Eigenschaften und Fertigkeiten

Aufgabe 8.3a

Welche Eigenschaften und Fähigkeiten haben Sie?

Sehen Sie sich Abbildung 8 an. Lesen Sie, was Sie in Ihr eigenes Feld geschrieben haben. Dort sollte stehen, was Sie anders machen werden, damit die Kinder nicht mehr so fest in der Klemme stecken.

Welche Fähigkeiten wenden Sie dabei an?

-
-
-

Aufgabe 8.3b

Erfolgreich angewandt

Wählen Sie eine Eigenschaft oder Fähigkeit aus und schreiben Sie sie hier auf:

Nehmen wir an, Sie haben sich die Fähigkeit »Geduld« ausgesucht. Erinnern Sie sich dann an Zeiten, als es Ihnen gelang, geduldig zu sein. Zum Beispiel, als Sie auf ein Prüfungsergebnis warten mussten, oder als Sie sich um ein krankes Kind gekümmert haben. Die Beispiele müssen also überhaupt nichts mit dem anderen Elternteil zu tun haben. Beschreiben Sie hier einige Situationen, an die Sie sich erinnern können.

Aufgabe 8.3c
Wie helfen Ihnen diese Fähigkeiten dabei, Ihr Leben jetzt gut weiterleben zu können? Als Elternteil, als Expartner und auch Sie für sich allein?

Zwei Beispiele
»Damit ich gut auf den Wunsch meiner Kinder reagieren kann, wir sollten uns als Eltern wieder ›normal‹ zueinander verhalten, muss ich dazu fähig sein, einiges auszuhalten. Das ist mir schon einmal gelungen, als ich mir das Bein gebrochen hatte und nicht in den Skiurlaub mitfahren konnte. Ich habe das von meiner Oma gelernt, die im Rollstuhl saß und auch vieles nicht machen konnte.«

»Meine Kinder haben gesagt, dass sie nicht mehr zu ihrer Mutter wollen, deshalb muss ich beharrlich sein. Schon als Kind konnte ich beharrlich sein, als ich meine Eltern davon überzeugen musste, dass ich nicht Medizin studieren wollte. Außerdem habe ich diese Eigenschaft auch von der Familie meines Vaters geerbt, die im Krieg für den Widerstand gekämpft hat.«

Im zweiten Beispiel wird Beharrlichkeit nicht in dem Sinne gemeint, dass der Vater die Kinder nicht mehr zur Mutter gehen lässt, sondern im Gegenteil: dass er so lange nach einer Lösung sucht und mit seinen Reaktionsmöglichkeiten experimentiert, bis sich die Kinder dazu imstande fühlen, auch die Mutter zu besuchen. Auch hier gilt wieder, dass man keine Kontrolle über den anderen Elternteil hat (vgl. »Die Illusion der Kontrolle« auf S. 71) und dass die Kinder Gefahr laufen, in einer Welt in Schwarz-Weiß aufzuwachsen (vgl. Anhang 1, S. 109). Da es für die Entwicklung der Kinder fast immer besser ist, mit beiden Eltern in Kontakt zu bleiben, ist es gut, wenn die Eltern auch fest dazu stehen. Das ist genau wie bei Kindern, die nicht zur Schule gehen wollen und es trotzdem tun müssen, weil es für ihre Entwicklung wichtig ist. Auch zum Zahnarzt wollen viele Kinder oft nicht, und trotzdem ist es notwendig.

Aufgabe 8.3d

Versuchen Sie, in der nächsten Zeit mit Eigenschaften und Fähigkeiten wie den eben genannten zu experimentieren. Bei den Kindern reduziert sich der Stress schon beachtlich, wenn auch nur ein Elternteil sein Verhalten ändert.

Stellen Sie sich vor, was Ihre Kinder bemerken und fühlen werden, wenn Sie dieses andere Verhalten an den Tag legen.

Besprechen Sie all das mit Ihrem Netzwerk und bitten Sie um Hilfe und Unterstützung, wo auch immer Sie sie brauchen können.

Aufgabe 8.3e

Ist es Ihnen gelungen, Ihr Vorhaben in die Praxis umzusetzen?

- Ist es geglückt, diese Eigenschaft oder Fähigkeit anzuwenden?
- Was hat dazu beigetragen, dass es (nicht) gelungen ist?
- Denken Sie, dass es den Kindern aufgefallen ist?
- Konnten Sie bei den Kindern eine Reaktion feststellen?

Beantworten Sie diese Fragen hier:

Nach der 8. Sitzung

Die Gruppentherapie ist abgeschlossen. Sie haben es geschafft. Es war nicht einfach. Sie haben hart gearbeitet, um mehr Ruhe in Ihr Leben und das Ihrer Kinder zu bringen. Das verdient Anerkennung. Sich selbst zu verändern ist eine der schwierigsten Aufgaben, die es gibt. Vielleicht haben Sie große Fortschritte gemacht, vielleicht waren es nur kleine. Auf lange Sicht erbringen auch all die kleinen Schritte eine große Wirkung. Ein leidenschaftlicher Segler hat einmal gesagt, dass eine Kursänderung von ein paar Grad auf einer Strecke von ein paar Meilen keinen Unterschied bedeutet. Aber schlussendlich kommt man doch in einem ganz anderen Hafen an.

Bei diesem Programm und in diesem Arbeitsbuch wird oft darüber gesprochen, dass man die andere Person nicht verändern kann. Wichtig ist, was Sie selbst tun können, um die Anspannung und den Stress bei Ihrem Kind zu reduzieren. Vielleicht gelingt das nicht zu 100 %, aber auf einen Großteil haben Sie Einfluss.

Merkliste

- Beschäftigen Sie sich weiterhin damit, destruktive Muster zu erkennen, sie zu verändern und zu beenden.
- Lenken Sie Ihre Aufmerksamkeit auf Ihr eigenes Leben und Ihr eigenes Wohlergehen, auch gemeinsam mit Ihren Kindern und Freunden.
- Achten Sie auch weiterhin auf Ihre eigenen Verletzlichkeiten und die der anderen Person. Versuchen Sie zu verhindern, dass es zu Eskalationen kommt, und seien Sie freundlich, auch wenn es Ihnen schwerfällt.
- Alle Kinder äußern den Wunsch, dass sich ihre Eltern wieder »normal« zueinander verhalten sollen. Denken Sie darüber nach, was sie damit meinen.
- Üben Sie sich im Loslassen und Akzeptieren.
- Glauben Sie daran, dass es auch anders geht.
- Bitten Sie die Menschen in Ihrem Umfeld um Unterstützung, damit Sie weiterhin die Kraft haben durchzuhalten. Erklären Sie ihnen, auf welche Weise sie Sie unterstützen sollen, damit es sich auch auf die Kinder positiv auswirkt.
- Versetzen Sie sich in die Lage Ihres Kindes und lassen Sie sich in Ihrem Handeln davon leiten.

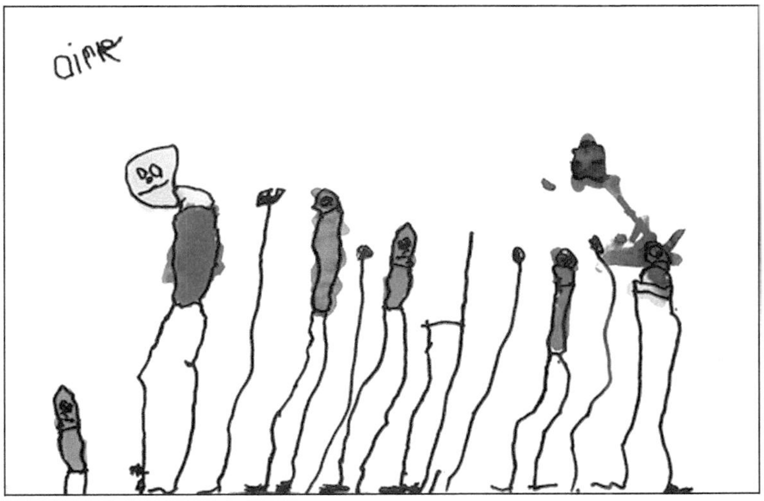

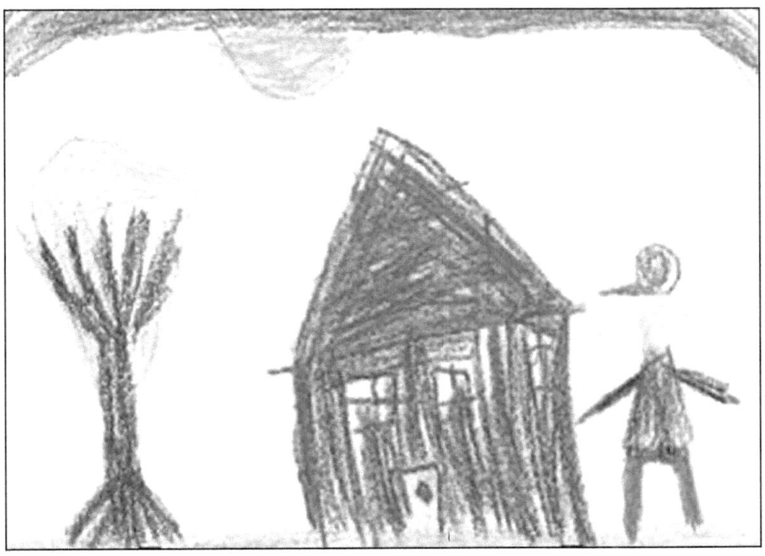

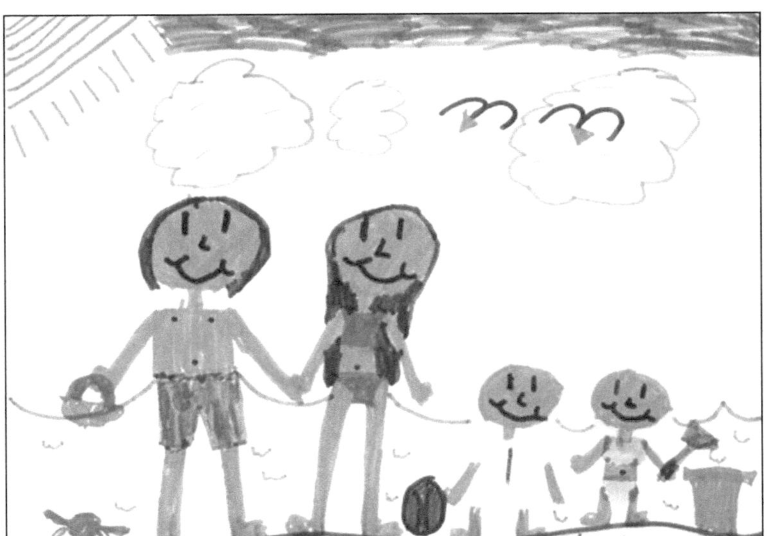

Zeichnung 1: Dirk, Zeichnung 2: Manuel, Zeichnung 3: Rita

Zum Schluss

Viele Kinder, die gemeinsam mit ihren Eltern an dem Programm *Kinder aus der Klemme* teilgenommen haben, sind wirklich aus der Klemme herausgekommen. Abschließend beschreiben hier einige Eltern und Kinder, wie die Beendigung des Streits ihr Leben verändert hat.

Monir, Vater von Yusef: »Der Stress war Tag und Nacht da, ich bin damit aufgestanden und damit schlafen gegangen. Ich konnte an fast nichts anderes mehr denken und über fast nichts anderes mehr sprechen. Jetzt, wo wir beide einen Schlussstrich unter den Streit gezogen haben, fühle ich mich befreit und erleichtert. Ich kann mich wieder um andere Dinge kümmern. Das Gefühl, dass jeden Moment etwas Schlechtes kommen könnte, ist weg. Und Yusef ist jetzt viel entspannter, das merkt man ganz klar.«

Clara, Mutter von Mattis und Jens. Bei der Evaluierung erzählt sie: »Eigentlich haben wir schon nach dem ersten Gruppentreffen einen großen Schritt voran gemacht.« Sie wendet sich dabei Alexander zu, dem Vater der Kinder, der neben ihr sitzt. »Es hing uns so zum Hals raus: Auch, als wir in der Gruppe Probleme besprochen haben, ist uns bewusst geworden, dass wir eigentlich überhaupt nicht mehr zu all den Schwierigkeiten zurück wollten. Dass es jetzt wirklich genug ist und wir nur noch in die Zukunft blicken wollen.« Alexander nickt und ergänzt: »Man will nicht mehr dorthin zurück. Nie mehr.«

Monika, Mutter von Harald, Lisa und Tom: »Ich hatte viele körperliche Beschwerden. Ich glaube, in dieser Zeit habe ich den Hausarzt öfter gesehen als in den gesamten 35 Jahren davor. Das war echt nicht mehr normal. Aber jetzt, wo der Ärger zwischen uns vorbei ist, habe ich auch nicht mehr so viele Beschwerden. Sogar meine Freundinnen sagen mir, dass ich anders aussehe – entspannter, nicht mehr so verärgert und verbittert. Ich sehe es auch selbst. Ich hatte wirklich nicht erwartet, dass sich zwischen uns noch etwas ändern würde. Bis zur 6. Sitzung habe ich es nicht geglaubt. Und es ist dennoch geschehen, das kann man wirklich ein Wunder nennen. Ja, und die Kinder sind sehr froh. Nur dem Jüngsten geht es in der Schule noch nicht so gut, aber wir sind uns jetzt einig, dass wir das untersuchen lassen werden.«

Lena (6 Jahre) antwortet auf die Frage, wie es ihr geht: »Sehr gut! Meine Eltern streiten nicht mehr.« Auf die Frage, wie das möglich ist, antwortet sie: »Sie reden jetzt einfach fast gar nicht mehr miteinander. Nur wenn es um etwas ganz Wichtiges geht, reden sie miteinander. Das ist viel besser.«

Robert (14 Jahre): »Ich habe meiner Mutter gesagt, dass ich meinen Vater öfter sehen will. Anfangs hatte ich das nicht gewollt, aber jetzt schon. Sie fand es gut und hat meinen Vater angerufen. Später hat sie mir das Telefon gegeben, und mein Vater und ich haben miteinander besprochen, wie wir das machen werden. Das läuft jetzt ganz prima, und meine Mama ist auch ganz entspannt dabei. Eigentlich fühlt es sich jetzt wieder ganz normal an.«

Marie (10 Jahre): »Meine Eltern grüßen sich jetzt wieder und reden an der Haustür kurz miteinander. Ich glaube nicht, dass sie wirklich Freunde werden, aber so ist es schon viel besser. Früher blieb ich immer in der Nähe, weil ich Angst hatte, dass sie wieder streiten würden, aber jetzt kann ich einfach reingehen. Jetzt läuft einfach alles gut.«

Anhang

Anhang 1: Aufwachsen in einer Schwarz-Weiß-Welt

Wenn Kinder häufig damit konfrontiert sind, dass die Meinungsverschiedenheiten zwischen ihren Eltern zu wachsenden Spannungen, Streit, Dämonisierung oder dem Abbruch des Kontakts führen, dann beeinflusst das auch ihr eigenes späteres Leben.

Dämonisieren bedeutet, dass man das Gute, das in dem anderen Elternteil steckt, nicht mehr sehen kann. Man ist zum Beispiel davon überzeugt, dass die andere Person nur darauf aus ist, einem das Leben schwer zu machen. Zu dieser Überzeugung gelangt man nicht einfach so: Oft haben schmerzliche, verletzende und manchmal beängstigende Erfahrungen dazu geführt. Und all die bisherigen Versuche, etwas daran zu ändern, sind fruchtlos geblieben. Schöne Momente, die man gemeinsam erlebt hat, geraten ins Hintertreffen, und man kann sich beim besten Willen nicht mehr daran erinnern, was es an dem anderen Elternteil Gutes geben könnte. Wenn man im eigenen Netzwerk nach positiven Eigenschaften des anderen Elternteils fragt, fällt oft auch diesen Personen nichts ein. Dies wiederum verstärkt die eigene schlechte Meinung, die man vom anderen Elternteil hat.

Wir sprechen hier nicht von Situationen, bei denen schwere körperliche Misshandlung oder Missbrauch im Spiel sind, und auch nicht von Eltern, die nachweislich schlechte Eltern sind. Wie zuvor erwähnt arbeiten wir nur mit Eltern, die beide gezeigt haben, dass sie gut genug für ihre Kinder sind.

Warum schadet es Kindern, in einer Schwarz-Weiß-Welt aufzuwachsen?

Wenn die zwei wichtigsten Menschen im Leben eines Kindes nichts Positives übereinander sagen können, wächst dieses Kind in einer Welt auf, in der es nicht lernt zu differenzieren. Eine Person ist gut oder böse. Eine Person ist *für* oder *gegen* mich. Auf diese Weise lernen Kinder, in Schwarz-Weiß zu denken anstatt in vielen Farbtönen und Schattierungen. Sie lernen es nicht, sich anderen gegenüber flexibel zu verhalten. Wenn dann eine Person etwas schlecht macht, bedeutet es für sie automatisch, dass diese Person schlecht ist. Dadurch kann es für das Kind in seinem späteren Leben schwer werden, selbst Beziehungen einzugehen. Es hat nicht gelernt, zu akzeptieren und auszuhalten, dass ein Mensch auch weniger gute Eigenschaften haben kann und auch mal Fehler macht.

Wenn diese Kinder dann erwachsen werden, sehen wir, wie bei ihnen oft die gleichen Mechanismen aktiv werden, die sie auch beim Streit ihrer Eltern gesehen haben. Der Partner ist gut oder schlecht. Freunde sind für oder gegen mich. Partner oder Freunde, die einen Fehler machen oder anderer Meinung sind, werden fallen gelassen. Diese Kinder laufen Gefahr, keine tiefen Beziehungen mit all ihren Sonnen- und Schattenseiten eingehen zu können. Erfahrungsgemäß besteht für Kinder, die in einer solchen Situation aufwachsen, ein größeres Risiko, dass auch ihre eigenen Beziehungen zerbrechen.

Es gibt auch Kinder, die in einem Elternteil nur Gutes und in dem anderen Elternteil nur Schlechtes sehen. Sie wollen dann zum »schlechten« Elternteil keinen Kontakt mehr haben. Solche Kinder lassen sich sehr negativ über den einen Elternteil aus – und das gießt oft wiederum Öl ins Feuer der Konfliktmuster. Der eine Elternteil wirft dem anderen vor, dass er selbst daran schuld sei. Der wiederum wirft dem ersten vor, er habe das Kind gegen ihn aufgehetzt.

In solchen Situationen ist es noch wichtiger, dass man die positiven Seiten des anderen wieder in den Blick bekommt und sie auch benennen kann. Ein Vater, dessen Tochter mit der Mutter nichts mehr zu tun haben wollte, erzählte, dass seine Tochter am Anfang wütend reagierte, als er doch etwas Positives über die Mutter sagte. Er solle nur nicht glauben, sie würde dieses Spielchen nicht durchschauen und plötzlich ihre Meinung über die Mutter ändern. Ihn hat diese Reaktion entmutigt, er nannte seinen Versuch »einen Tropfen auf den heißen Stein«. Und dennoch sind diese Tropfen von unschätzbarem Wert. Wenn viele solcher Tropfen zusammenlaufen, bilden sie das Schmelzwasser, das eisige und festgefahrene Beziehungen wieder zum Auftauen bringt. Dabei geht es nicht nur um die Beziehungen zwischen Kindern und Eltern, sondern auch um die zukünftigen Beziehungen, die die Kinder noch eingehen werden.

Wenn die Eltern davon überzeugt sind, dass es – auch wenn die Situation nicht ideal ist – für die Entwicklung ihrer Kinder wichtig ist, mit beiden Eltern in Kontakt zu bleiben, gelingt es den Eltern auch, die Kinder davon zu überzeugen. Genau so, wie es ihnen gelingt, die Kinder dazu zu bringen, zum Zahnarzt oder in die Schule zu gehen.

Bringt es auch was, wenn nur ein Elternteil die positiven Seiten des anderen Elternteils anerkennt, der andere aber nicht? Die Antwort ist ja. Natürlich ist es besser, wenn beide Eltern sich dazu überwinden können. Doch auch, wenn nur ein Elternteil das schafft, ist es von großem Wert. Auch so bekommt das Kind schließlich mit, dass es außer Schwarz und Weiß auch noch Farben gibt. Es lernt dann zu differenzieren. Vom einen Elternteil lernt es dann das eine, vom anderen Elternteil das andere. Durchhalten lautet also die Devise! Sie können für Ihr Kind wirklich viel bewegen. Jede Mutter und jeder Vater will, dass das Kind später liebevolle Beziehungen eingehen kann. Bitten Sie, wenn nötig, die Personen in Ihrem Netzwerk um Hilfe.

Versöhnen und Vergeben

Zwischen Schwarz und Weiß liegt nicht Grau, sondern Bunt. Diese Buntheit bedeutet, dass man sich den eigenen Schmerz eingesteht, dass man spürt, wie sehr man sich durch den anderen verletzt und von ihm verraten fühlt, und dass man dennoch dazu bereit ist, sich zu versöhnen. Das ist auch für einen selbst notwendig, damit man sein eigenes Leben wieder weiterleben kann. Es ist wie eine »Trauerphase« nach einer verlorenen Beziehung. Es ist schwer, mit Verlusten umzugehen – nicht nur mit dem Verlust der Beziehung, sondern auch dem Verlust der eigenen Träume, dessen, was man sich für die Zukunft ausgemalt und erwartet hatte. Vielleicht ist es für Sie auch sehr schmerzhaft, dass Ihre Kinder mitansehen müssen, wie ihre Eltern auseinandergehen und von nun an getrennt leben. Es gibt vieles, was Sie erst noch verarbeiten müssen.

Wenn Sie bereuen, wofür Sie sich in der Vergangenheit entschieden haben oder was Sie getan haben, so ist es auch wichtig, dass Sie sich selbst vergeben. Manchmal fällt einem das noch schwerer, als jemand anderem zu vergeben. Niemand kann alles perfekt machen, auch Sie nicht, auch Sie sind nicht schwarz oder weiß, sondern bunt. Sobald es Ihnen gelingt, sich mit sich selbst und mit dem anderen zu versöhnen, werden Sie bemerken, dass Sie wieder aufatmen und zuversichtlicher in die Zukunft blicken können. Auch die Kinder werden das spüren und froh darüber sein. Dann können Sie auch wieder Dankbarkeit dafür empfinden, dass die andere Person in Ihr Leben getreten ist, andernfalls hätten Sie nie so wunderbare Kinder bekommen.

Und wie macht man das?

Es gibt mehrere Wege, die zum Ziel führen. Im Programm *Kinder aus der Klemme* arbeiten wir daran. Manchen Eltern hilft auch Yoga und Meditation, anderen ein gutes Gespräch mit einem Freund, und wiederum andere lassen sich durch Musik und Liedtexte inspirieren. Manche haben es so satt, wie viel Energie und Geld sie die Konflikte kosten, dass sie von einem Tag auf den anderen beschließen »umzuschalten« – und es gelingt ihnen auch. Und immer denkt man dabei an die Kinder. Sie stehen noch am Beginn ihres Lebens und sie verdienen es, dass man Schritte unternimmt, zu denen man sich ohne sie vielleicht nie überwinden würde.

Anhang 2: Aufwachsen in einer Welt voller Stress

Kinder reagieren verschieden auf die jahrelangen Spannungen und Konflikte zwischen ihren Eltern oder Erziehungsberechtigten. Doch alle leiden unter dauerhaftem Stress.

Junge Kinder sind auf ihre Eltern angewiesen, aber auch für ältere Kinder sind Vater und Mutter sehr wichtig. Wenn die Eltern ständig Konflikte austragen, so verursacht das beim Kind große Anspannung. Es wittert Gefahr und wird dadurch gestresst. Normalerweise braucht ein Kind bei der Stressregulation die Hilfe seiner Eltern. Wenn die Eltern jedoch selbst die Ursache des Stresses sind, bekommt das Kind von dieser Seite oft zu wenig Hilfe.

Wenn Kinder oft Spannungen spüren, »registriert« ihr Körper immer wieder Gefahr und versetzt sich in Alarmbereitschaft. Ihr Körper stellt sich auf (die Wahrnehmung von) Spannungen ein und entwickelt in dieser Hinsicht eine immer sensiblere Antenne. Das Kind schärft seine Aufmerksamkeit dafür, ob neue Spannungen entstehen, und achtet zum Beispiel sehr genau auf den Tonfall, die Art der Blicke oder auf die Körperhaltung der Eltern. Diese Kinder sind sozusagen immer auf die Spannung und den Streit zwischen den Eltern vorbereitet. Ihre Körper sind dafür gewappnet, zu fliehen oder zu kämpfen. Junge Kinder können oft leider noch nicht fliehen oder kämpfen. Dann erstarren sie. Sie fühlen sich wie gelähmt und warten, bis es vorübergeht (siehe Vertiefungskapitel »Eskalieren und Deeskalieren« auf S. 59 und »Eskalation, Toleranzfenster, Traumatisierung und Deeskalation« auf S. 62). Manche Kinder fangen an zu glauben, sie wären dafür verantwortlich, den Streit zu beenden, und sie versuchen, den Eltern, oder einem Elternteil, zu helfen. Wenn das allerdings nicht gelingt, kann es sein, dass sie sich auch dafür schuldig fühlen.

Manche, vor allem ältere Kinder, sondern sich ab und lenken ihre Aufmerksamkeit so weit wie möglich auf andere Dinge wie die Schule, Sport und Freunde. Manchmal finden sie bei Nachbarn oder den Eltern von Freunden ein zweites Zuhause – mitunter, um den Eltern keinen zusätzlichen Konfliktstoff zu liefern. Dem Anschein nach ist mit diesen Kindern alles in Ordnung, doch innerlich fühlen sie sich oft einsam und stehen unter großem Stress.

Häufig entwickeln Kinder von getrennten Eltern, die viele Konflikte austragen, Symptome wie Schlafprobleme, Ängste, unruhiges und vermeidendes Verhalten. Sie sagen von sich, dass sie viel grübeln und deshalb Probleme mit dem Einschlafen haben. Sie sind oft müde und haben den Kopf voller Sorgen. Manche Kinder leiden unter körperlichen Beschwerden wie Bauch- oder Kopfweh. Andere Kinder finden es schwer, über ihre Eltern oder mit ihren Eltern zu reden und vermeiden dies. Sie sagen, es sei nicht so schlimm, oder sie leugnen, dass es Probleme gibt. Sie haben die Erfahrung gemacht, dass sie sich nicht frei äußern können, weil alles, was sie sagen, im Streit der Eltern verwendet werden kann. Viele Kinder sind sehr unruhig, es fällt ihnen schwer, sich zu konzentrieren, und sie bekommen dadurch Schwierigkeiten mit dem Lernen. Manche haben Probleme, ihre Gefühle auszudrücken. Manchmal kommt es dann zu heftigen Gefühlsausbrüchen, bei denen das Kind ganz plötzlich sehr wütend oder ganz traurig wird. Es gibt auch Kinder, die ihre Gefühle kaum zeigen. Es kann auch sein, dass sie sich ihrer Gefühle nicht ausreichend bewusst sind. Ein 12-jähriger Junge sagte: »Ich fühle eigentlich gar nichts, wenn ich an meine Eltern denke.«

Manche Kinder sind beim Äußern ihrer Gefühle sehr zurückhaltend und verlegen. Sie scheinen unsicher zu sein, ob sie diese Gefühle überhaupt haben dürfen. Oder sie haben Angst, dass ihre Äußerungen wieder zum Anlass für erneute Spannungen zwischen den Eltern, und damit für erneuten Stress werden könnten.

Kinder, die immer auf die Spannungen zwischen den Eltern Rücksicht nehmen, lernen dadurch auch etwas. Sie entwickeln ein feines Sensorium dafür, wie es dem anderen geht, wie es um die Beziehung bestellt ist und wie die Stimmung ist. Sie versuchen, ihr eigenes Verhalten immer auf den anderen abzustimmen, damit die Stimmung gut bleibt und keine neuen Konflikte entstehen. Die Schattenseite davon ist, dass sie vergessen, darauf zu achten, was sie selbst brauchen und wo ihre Grenzen liegen. Auch das beschäftigt sie in den Beziehungen, die sie später selbst eingehen.

Anhang 3: Sich Trennen und Loslassen

Der Übergang vom gemeinsamen zum getrennten Dasein als Eltern ist ein Prozess. Alles muss neu organisiert werden. Manchmal entstehen dabei viele Konflikte, und es wird immer schwieriger, sich wirklich zu trennen. Oft hört man: »Als Paar kann man sich trennen, aber als Eltern bleibt man zusammen.« Das stimmt nur zum Teil, man muss sich nämlich auch an die getrennte Elternschaft gewöhnen.

Solange man viele Konflikte miteinander austrägt, beschäftigt man sich weiterhin mit der anderen Person und trennt sich nicht wirklich. Das ist mit dem Übergangsprozess vergleichbar, den Migranten durchlaufen müssen. Zuerst verlassen sie Heim und Herd, sie trennen sich von allem, was vertraut war das ist ein schwieriger und schmerzhafter Prozess. Dann begeben sie sich in eine neue Situation. Diese Übergangszeit (Zwischenstadium) ist oft sehr schwer, beängstigend und problematisch – es können Symptome wie Schlafstörungen, Niedergeschlagenheit, Wutausbrüche und Verwirrtheit auftreten. Wenn man dann in der neuen Situation angekommen ist – in einem Land, in dem man bleiben und arbeiten darf –, kann man wieder Halt finden und zur Ruhe kommen.

So verhält es sich auch mit Trennungen. Das Alte funktioniert nicht mehr, und das Neue funktioniert noch nicht. Eltern können in diesem Zwischenstadium hängenbleiben in dem Übergang zwischen der alten Familie und dem neuen Leben. Solange die Eltern damit beschäftigt sind, den jeweils anderen Elternteil beeinflussen und verändern zu wollen, fließt viel, meist negative Energie zum anderen hin. Dann sind die Eltern eigentlich nicht getrennt.

Konflikthafte Trennungen sind solche, die noch nicht abgeschlossen sind. Erst wenn Eltern einander loslassen und sich wieder mehr auf ihr eigenes Leben konzentrieren, trennen sie sich wirklich. Der andere Elternteil beschäftigt sie dann nicht mehr so sehr. Es wird wieder mehr positive Energie für das eigene Leben und das der Kinder und anderer wichtiger Menschen im eigenen Umfeld frei.

Zitate von Eltern

Sylvia: »Ich habe meinen Ex verflucht und hätte mich ohrfeigen können, dass ich mit diesem Mann Kinder haben wollte. Auch in der Gruppe habe ich mich über ihn totgeärgert. Bis ich plötzlich begriff, dass ich wirklich nichts tun konnte, um ihn zu verändern. Ich kann nur für mich selbst versuchen, es so gut wie möglich zu machen. Dadurch hat sich viel verändert.«

Robert: »Ich habe eingesehen, dass man die andere nicht als Ex, sondern als den anderen Elternteil betrachten muss. Das hat mir geholfen. Oder vielmehr ... es hat meinen Kindern geholfen.«

Norbert: »Ich habe erkannt, dass ich Miriam nicht aus meinem Leben verbannen kann. So sehr ich es auch versucht habe: Sie ist die Mutter unserer Kinder und sie wird weiterhin Dinge tun, mit denen ich nicht einverstanden bin. Sie wird weiterhin immer dann SMS schicken, wenn ich am wenigsten darauf gefasst bin. Das muss ich dann einfach aushalten. Und das Verrückte dabei ist: Eigentlich komme ich mir dadurch wie ein besserer Vater vor.«

Diana: »Das Loslassen fand ich am allerschwierigsten. Auch jetzt gelingt es mir noch nicht immer. Ich muss loslassen, wie die Dinge bei ihm laufen – oder besser gesagt nicht laufen. Die Kinder verdienen wirklich eine andere Art von Vater. Aber man kann es nicht ändern, und ich muss das akzeptieren. Es ist sehr schwer ...«

Anhang 4: Praxiserfahrungen von Eltern

Jeder kann sich mal in einer Situation wiederfinden, in der er nicht weiß, wie er reagieren soll – Situationen, in denen er geneigt ist, wieder auf alte Muster zurückzugreifen.

In diesem Anhang zeigen wir Ihnen eine Auswahl von Situationen, die Eltern vorgebracht haben. Vielleicht sind die Lösungen, die sie gefunden haben, auch für Sie hilfreich. Dabei geht es nicht darum, dass bei diesen Beispielen die richtige Lösung für das beschriebene Dilemma gefunden wurde. Die Beispiele sollen vielmehr zeigen, wie die Eltern mit ihren Reaktionen experimentiert haben, damit den Kindern ein weiterer Streit erspart bleibt.

Beispiel: Der andere hält sich nicht an die Abmachungen

Ein Vater bemerkt, dass seine Kinder immer sehr unruhig und gestresst werden, wenn die Mutter sie nicht zur vereinbarten Zeit abholt. Wiederholt versucht er diesbezüglich, eine Abmachung mit ihr zu treffen. Manchmal werden die Kinder auch gar nicht abgeholt und sie werden unruhig. Die Mutter ist dann oft nicht erreichbar. Die Gespräche mit der Mutter darüber enden jedes Mal in einem Streit. Der Vater beschließt, anders an die Sache heranzugehen.

Er erklärt den Kindern, dass er ganz genau weiß, dass ihre Mama sie gerne sehen will, aber dass sie manchmal ein bisschen vergesslich ist – so wie er schon oft vergessen hat, sein Fahrrad hereinzuholen (das nun schon zum dritten Mal gestohlen wurde). Er beruhigt die Kinder, indem er sagt, dass er ganz sicher weiß, dass nichts Schlimmes passiert ist und dass sie noch eine Weile lang ein Videospiel spielen dürfen.

Das Ergebnis ist das gleiche: Manchmal werden die Kinder zu spät oder auch gar nicht abgeholt. Aber weil daraus kein Streit zwischen den Eltern mehr entsteht, bleiben die Kinder dabei ruhiger. Außerdem ruft die Mutter jetzt manchmal an, wenn sie etwas später kommt. Schließlich muss sie jetzt keine Vorhaltungen mehr befürchten.

Beispiel: Wenn Sie sich Sorgen machen

Eine Mutter erzählt, dass sie sich große Sorgen um ihren zwölfjährigen Sohn macht. Er ist in der 7. Klasse und das Chaos in Person. Man muss ihn an alles erinnern. Oft weiß er nicht einmal, ob er Hausaufgaben hat, oder er vergisst die Bücher, die er dafür braucht, in der Schule.

Die Sorgen der Mutter werden größer, als sie bemerkt, dass der Vater nichts unternimmt, damit der Sohn seine Hausaufgaben macht. Wenn sie den Sohn fragt, was er denn so gemacht habe, bekommt sie die Antwort, er dürfe die meiste Zeit Videospiele spielen und der Vater gehe mit seiner neuen Freundin oft in die Stadt, während er zu Hause bleibe. Die Mutter findet das unbegreiflich. Zuerst hat der Vater gejammert, er wolle sein Kind öfter sehen, und dann geht er zwischendurch von zu Hause fort und überlässt den Sohn seinem Schicksal. Sie spricht den Vater darauf an, doch das führt zu nichts. Manchmal scheint es für kurze Zeit etwas gebracht zu haben, aber meistens ist schon nach einer Woche wieder alles beim Alten.

Die Mutter bespricht die Sache mit ihrem Sohn und fragt ihn, ob er das Schuljahr schaffen will. Und sie fragt danach, was er seiner Meinung nach dazu braucht. Daraus ergibt sich ein Gespräch, bei dem der Sohn sagt, dass er selbst darüber bestimmen will. Sie belassen es dabei, vereinbaren jedoch, dass sie sich die Lage zum Halbjahreszeugnis noch einmal ansehen werden, um zu sehen, ob sie eine neue Vereinbarung treffen müssen – möglicherweise auch mit der Schule. Als der Sohn sein Halbjahreszeugnis bekommt, sind seine Noten alles andere als gut. Sie vereinbaren mit der Schule, dass der Sohn eine Hausaufgabenbetreuung bekommt. Der Vater ist damit einverstanden.

Literatur

Scheinkman, M. e. M. D. Fishbane (2007): De kwetsbaarheidscyclus: werken met impasses in parentherapie. *Gezinstherapie wereldwijd* 18 (3): 241–271.

Schoemaker, K. et al. (2017): Vechtscheidingen. Beleving en ervaringen van ouders en kinderen en verandering na Kinderen uit de Knel. Onderzoeksrapport. Amsterdam (Academische Werkplaats aanpak Kindermishandeling).

van Lawick, M. J. (2014): Geweld. In: A. Savenije, M. J. van Lawick e. E. T. M. Reijmers (Red.): Handboek Systeemtherapie. Utrecht (de Tijdstroom), S. 659–672.

Visser, M. et al. (2017): I'll never forgive you: high conflict divorce, social network, and co-parenting conflicts. *Journal of Child and Familiy Studies* 26 (11): 30553066.

Danksagung

An dieser Stelle möchten wir ein paar Dankesworte an unsere Kollegen vom KJTC (Traumazentrum für Kinder und Jugendliche) und vom Lorentzhuis richten, die bis jetzt an dem Programm mitgewirkt haben und die uns bei der Entwicklung und dem Zusammenstellen dieses Arbeitsbuches für Eltern geholfen und ermutigt haben. Sie waren der Wind in unseren Segeln.

Danke an Flora van Grensven, Femke Valentijn und Elisabeth van der Heide. Besonderer Dank gilt Danielle Steggink, die einen wichtigen Beitrag zu diesem Buch geleistet hat, indem sie die Anhänge über das Aufwachsen in einer Schwarz-Weiß-Welt und in einer Welt voller Stress übernommen hat. Vielen Dank.

Ellen Volkers, Sekretärin beim Lorentzhuis, danken wir für ihre Unterstützung und ihre Ermutigungen, wenn wir vollkommen erschöpft waren. Außerdem möchten wir uns bei Evelyn Wilms bedanken: Ihre Hilfe ist von unschätzbarem Wert, wenn es um alle organisatorischen Dinge und die Errichtung einer landesweiten Plattform geht.

Niels de Nies möchten wir hier mit Nachdruck erwähnen, weil er uns in der ersten Phase der Entstehung dieses Arbeitsbuches beim Schreiben und Redigieren sehr geholfen hat. Nicht nur seine Ideen, sondern auch, wie er sich beim Nachdenken über den Aufbau des Arbeitsbuches und beim Gestalten von kreativen Abbildungen und Schemata eingebracht hat, waren für uns sehr wertvoll.

Ganz besonders danken wir auch Christoph Klein, der die Ideen zu »Kinder aus der Klemme« in Deutschland verbreitet, unser Programm begleitet und uns bei der deutschen Ausgabe dieses Arbeitsbuches sehr behilflich war.

Bei Arthur Sonnen bedanken wir uns für all die Arbeit hinter den Kulissen.

Bei Frénk van der Linden und Mark Tuitert bedanken wir uns für ihre persönlichen Geschichten, die wir in dieses Arbeitsbuch aufnehmen durften.

Des Weiteren möchten wir uns bei allen Eltern bedanken, die uns in den vergangenen Jahren Feedback zu den Hausaufgaben gegeben haben. Ihre Rückmeldungen, Bemühungen und ihr Durchhaltevermögen haben viel zum Inhalt dieses Arbeitsbuches beigetragen. Und dank aller Kinder, die an diesem Programm teilgenommen haben, und dank der Jugendlichen von Villa Pinedo haben die Kinder in diesem Arbeitsbuch eine Stimme bekommen. Unser besonderer Dank gilt dabei Arne für das Vorwort.

Zu guter Letzt möchten wir uns noch bei unseren eigenen Partnern bedanken. Sie haben uns die Zeit gegeben, an diesem Arbeitsbuch zu arbeiten, und sie haben uns während des ganzen Prozesses unterstützt.

Über die Autoren

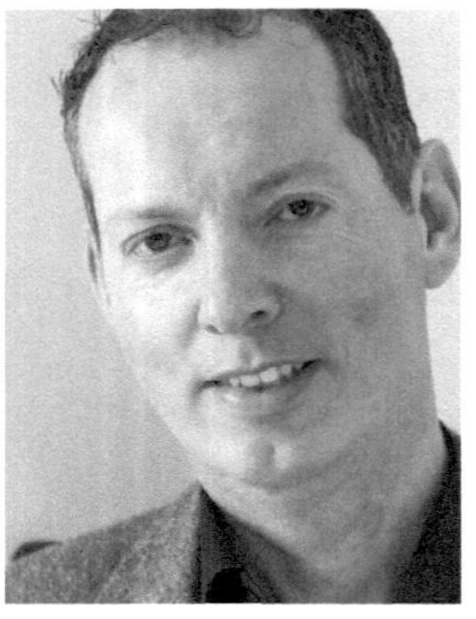

Erik van der Elst, Familien- und Dramatherapeut; arbeitet seit 2002 im Lorentzhuis, dem Zentrum für Systemische Therapie, Training und Beratung in Harlem, Niederlande; eigene Praxis für Paar- und Familientherapie; Trainer und Supervisor; Mitglied und Gründer der Gruppe »Kinder aus der Klemme«.

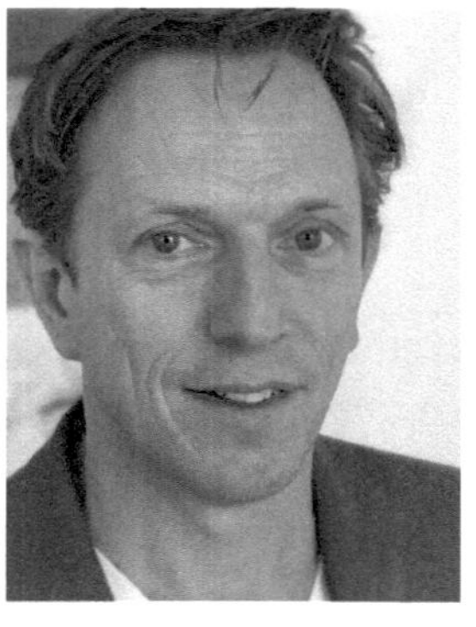

Jeroen Wierstra, Kunsttherapeut, Trainer und Supervisor; systemischer Paar- und Familientherapeut; seit 2009 unterstützt er Lorentzhuis, das Zentrum für Systemische Therapie, Training und Beratung in Harlem, Niederlande.

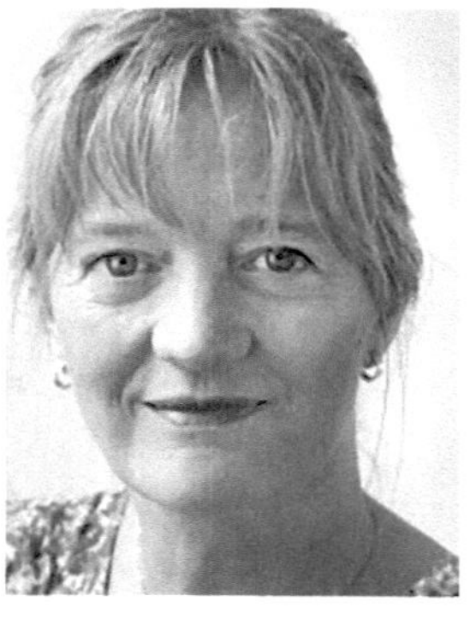

Justine van Lawick, Klinische Psychologin, Psychotherapeutin, Familientherapeutin; Trainerin der niederländischen Vereinigung für Beziehungs- und Familientherapie (NVRG); Mitbegründerin des Lorentzhuis Haarlem; Niederlande; gemeinsam mit Margreet Visser Autorin des Fachbuchs *Kinder aus der Klemme. Interventionen für Familien in hochkonflikthaften Trennungen* (2017).

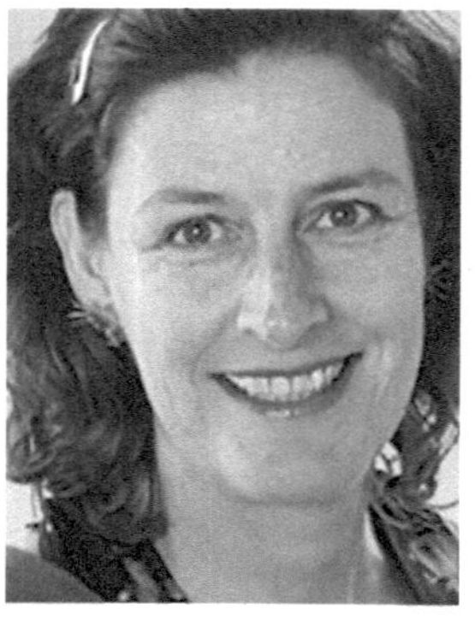

Margreet Visser, kognitive Gestalttherapeutin und EMDR-Therapeutin; Koordinatorin und klinische Psychologin am Kinder- und Jugendlichentraumazentrum in Haarlem, Niederlande; gemeinsam mit Justine van Lawick Autorin des Fachbuchs *Kinder aus der Klemme. Interventionen für Familien in hochkonflikthaften Trennungen* (2017).